PLATZANGST

KURT OSTBAHN
PLATZANGST

KRIMINALROMAN

VON

GÜNTER BRÖDL

HAYMON

Umschlag: Benno Peter

Die Deutsche Bibliothek – CIP-Einheitsaufnahme

Brödl, Günter:
Kurt Ostbahn, Platzangst : Kriminalroman - Innsbruck : Haymon-Verl., 1997
ISBN 3-85218-252-2
NE: Ostbahn, Kurt

Druck und Bindearbeit: Wiener Verlag, Himberg

Dieses Buch ist Willi Resetarits gewidmet,
weil er den Kurtl zu neuem Leben erweckt hat
und so gut mit ihm leben kann.

Four walls to hear me
Four walls to see
Four walls too near me
Closing in on me

Willie Nelson

Standing at the crossroads
My future in my hand
Ain't no turning back now
Don't no-one understand

Paul Rodgers

1

Es ist kein guter Morgen.

Das weiß ich. Auch wenn die Frohnatur aus dem Radio hartnäckig das Gegenteil behauptet. Und „Let the Sunshine in“, dargeboten vom originalen „Hair“-Ensemble, wird an meiner Einschätzung der Lage garantiert nix ändern.

Es ist kein guter Morgen.

Denn ihm ist eine lange Nacht im *Rallye* vorangegangen, und jetzt bitten Kopf, Kreislauf und Verdauungstrakt flehentlich um noch ein paar Stunden Schlaf, während ein Dutzend ahnungsloser Hippies so tut, als wäre diese Welt noch zu retten. Ich taste mich im Halbdunkel, vorbei an allerlei Gerät und Gerümpel, zum Lautstärkeregler des Radioweckers, um der frohlockenden Folter endlich den Garaus zu machen. Dann ist zwar plötzlich Ruhe in der Bude, aber in meiner Birne hat sich das Tagesmotto zu einer dröhnenden Endlosschleife ausgewachsen.

Kein guter Morgen.

Kein. Guter. Morgen.

Falls Sie je das zweifelhafte Vergnügen hatten, eine Nacht mit Berufsmusikern von über 28 zu verbringen, dann wissen

Sie zumindest ansatzweise, wie ich mich jetzt fühle. Anfangs sind solche Treffen die reine Freude. Es rennt der Schmäh, es schmeckt das Bier, und jeder schüttelt ein paar Anekdoten über gemeinsam durchlebte Höhen und Tiefen aus dem Ärmel. Ab einem gewissen Grad der Alkoholisierung kreist das Gespräch dann um nicht anwesende Kollegen, die es noch viel schlechter erwischt haben als man selbst. Jeder am Tisch weiß von mindestens einem halben Dutzend Tournee- oder Studiojobs, die nur die Härtesten der Zunft ohne massive Sinnkrise überstanden haben. Zu fortgeschrittener Stunde gilt das Mitleid dann in erster Linie sich selbst, und jeder hat die *eine* große Chance vor Augen, die ihn aus den Niederungen des Wiener Musikantenlebens hinauf nach München oder Berlin, wenn nicht gar nach New York oder Los Angeles gebracht hätte, – wäre da nicht die Sache mit der Dings gewesen. Und dann, unter dem Einfluß härterer Getränke (letzte Nacht war's eine Flasche Fernet, die der Herr Josef auf meine dringende Bitte hin kurz nach Sperrstunde auf den Tisch gestellt hat), ist nur noch von jener Frau im Leben jedes Musikanten die Rede, für die man sogar seine Karriere geopfert hätte, wenn nicht im entscheidenden Moment alles ganz anders gekommen wäre, weswegen man letztlich jetzt hier hockt, im *Rallye* in der Sechshauser Straße, „Love Hurts" aus der Jukebox trieft, und der eigentliche Grund dieses Gipfeltreffens in einem Meer aus Melancholie und Magenbitter versinkt.

Es hätte eine Tourneebesprechung werden sollen. Aber der Trainer war nicht da. Weil auf Urlaub. Und ohne Trainer, ohne seine straffe Gesprächsführung, komplett mit Tagesordnung, Probenplan und vergleichenden Musikbeispielen, ist offensichtlich kein vernünftiges Besprechen möglich.

Also keine Nacht, an die man sich dringend erinnern müßte, denn alles, was gesagt wurde, ist bereits bei ähnlichen Gelegenheiten dutzendfach gesagt worden, mit immer dem selben Ergebnis: der Morgen danach war die Hölle.

Und jetzt hupt auch noch der Chevy.

Ich weiß irgendwie ganz genau, daß sich der gar nicht gute Morgen zu einem ebensolchen Tag auswachsen wird, wenn ich jetzt das Dach des himmelblauen 57er Chevrolets abnehme und fernmündlich den Kontakt zur Außenwelt aufnehme.

Ich weiß es ganz genau. Und ich tu es trotzdem.

„Ostbahn", sage ich und muß husten.

Entweder es liegt an meiner Stimme, die sich anhört, als käme sie direkt aus dem Jenseits, oder es ist der Hustenanfall, den ein schreckhafter Anrufer als den Schlachtruf eines tollwütigen Dobermann mißdeuten könnte, jedenfalls hat es der Person am andern Ende der Leitung die Sprache verschlagen. Ich horch mir eine Zeitlang das von leisem Rauschen und rhythmischen Klopflauten umspülte Schweigen an und will schon auflegen, als irgendwo aus weiter Ferne eine Stimme zu mir herüberweht.

„Kurtl!" höre ich sie sagen, und nach dem ohrenbetäubenden Knattern einer MP-Salve: „Scheißhandy!"

Dann ist die Verbindung unterbrochen. Ich hab die Stimme nicht mit Sicherheit erkannt, aber als ich das Dach zurück auf den himmelblauen Chevy lege, beschleicht mich eine böse Vorahnung. Das könnte mein Bautrupp gewesen sein, der eigentlich in zehn Minuten hier antanzen sollte, um endlich den vergammelten Linoleumboden und die gesprungenen Kacheln aus der Kaltenbeck-Küche zu reißen, damit morgen früh die Firma Hasenöhrl endlich die Installationsarbeiten in meinem zukünftigen Badezimmer aufnehmen kann.

Mein erstes Bad. Verfliest und mit Wanne. Sozusagen ein Herzenswunsch seit Jahrzehnten, der noch vor Tourneebeginn in Erfüllung gehen könnte, wenn mein Bautrupp nicht wieder Scheiße gebaut hat und mich hängen läßt.

Ich zieh mir die Decke hoch bis unters Kinn und schließe für ein paar Minuten die Augen. Als ich wieder aufwache, ist eine Stunde vergangen, und in meinem Kopf hämmert noch deutlicher als vorhin das Lied zum Tag.

Kein zweiter Anruf. Kein Bautrupp.
Kein. Guter. Morgen.

2

Wie sagt man? Mit der Zeit gewöhnt sich der Mensch an alles.

Sollte er aber nicht, find ich. Und deshalb kommt mir wahrscheinlich auch jeden Morgen die Galle hoch, wenn ich die Rollo raufgelassen hab und das getrübte Auge über dieses Bild des Schreckens und der Verwüstung schweift, das meine Bleibe nun schon seit bald eineinhalb Monaten bietet.

Mein Zuhause in Wien-Fünfhaus, in langen Jahren von einer Übergangs- zur Dauerlösung gediehen, ist seit Mitte Jänner nicht mehr das, was es einmal war. Alles an Gerät und Mobiliar, das so zum Substandard von Zimmer-Küche-Klo-am-Gang gehört, lagert nun in den sechzehn Quadratmetern Wohn-, Schlaf- und Arbeitsfläche. Und wenn ich spätnachts heimkomme oder frühmorgens aufwache, was sich mitunter zeitlich auf dasselbe hinausläuft, sehe ich nix anderes als die unter Staub, Schutt und Plastikplanen begrabenen Ruinen meiner Küche. Ich sehe die weichen Konturen des Durchlauferhitzers, die ausladenden Rundungen der Abwasch, die der Sinnhaftigkeit ihres Daseins beraubten Seitenwände, Regalbretter und Türen der Küchenkasteln, das in Kisten verpackte Geschirr und die in Kartons abgeschobenen Küchengeräte, die da sind: ein vollelektronischer Filterkaffeeapparat deutscher Fabrikation, sowie eine italienische und eine französische Mokkamaschine. Sie alle umlagern meine Bettbank, die man vor Ausbruch der Katastrophe mit viel Geduld und Gutzureden zu einem Doppelbett ausklappen konnte. Sie verstellen mir das kleine bißchen Raum, das zum Wohnen vorgesehen war, warten auf Arbeit, und ich kann ihnen seit Wochen kein anderes Wort des Trostes zurufen als: *mañana.*

Natürlich leide ich darunter. Und natürlich hätte ich mir dieses Fiasko auch ersparen können. Aber manchmal im Leben will man es ganz genau wissen. Und kurz nach Weihnachten war es bei mir so weit. Nach Jahrzehnten des Duschens wollte ich endlich auch daheim und nicht nur auf Tournee den Komfort eines Wannenbades nicht länger missen und schlug deshalb sofort und ohne lang zu fackeln zu, als die Nachbarwohnung frei wurde, weil die jungen Kaltenbecks, die unter mir im zweiten Stock wohnen, für ihre Mutti bzw. Schwiegermama einen günstigen Platz in einem Pensionistenheim gefunden hatten.

Die Idee war bestechend: Ich würde mein Zimmer-Küche-Domizil mit dem der alten Kaltenbeck zusammenlegen und wäre ohne viel Aufwand bald stolzer Mieter einer Zwei-Zimmer-Wohnung mit Innenklo und Luxusbad, das Ganze noch dazu in verkehrsberuhigter Lage und sonnenseitig.

Theoretisch ein Traum. In der Praxis jedoch ein Inferno aus Schutt und Zugluft, Platzangst und Kreuzweh, schlechter Terminplanung und unzureichendem Gerät, und vor allem: Lärm. Und das nicht nur in den Stunden des Stemmens, Bohrens und Sägens. Das war ja miteinkalkuliert. Aber seit der Durchbruch von meiner Küche in die Kaltenbeck-Küche geschafft ist, dort Tür- und Fensterrahmen entfernt wurden und jetzt ein Provisorium aus alten Autodecken Tür und Fenster ersetzt, zieht es auf meiner Baustelle nicht nur wie in einem Vogelhaus, nein, es tönt auch so. Ich liege Nacht für Nacht auf meiner Bettbank, auf der verzweifelten Suche nach ein paar Stunden Schlaf und höre alles, was ein Miethaus auf dem Gang, dem Gangklo und im Stiegenhaus an Gepolter, Geschnatter, Gequietsche und Getöse zu bieten hat.

Auch diese Nacht war wieder volles Programm. In den Hauptrollen, wie so oft, die jungen Kaltenbecks.

Denn jetzt, wo die Alte aus dem Weg ist, kann der Walter, also der junge Kaltenbeck, endlich bis in den Morgen seiner wahren Bestimmung, dem Kartenspielen, nachgehen. Und seine Frau, die Gitti, eine ebenso reizende wie füllige Schöne, die aber seit gut einem halben Jahr aussieht wie Kim Basinger wenige Tage vor dem Antritt eines längeren Kuraufenthalts in der Betty-Ford-Klinik, kann unbesorgt im *Café Jacky* in der Herklotzgasse den Buggy mit dem jüngsten Kaltenbeck neben der Bar abstellen, um im Hinterzimmer die Gäste auf die Schnelle mit französischen Spezialitäten zu verwöhnen, die nicht auf der Karte stehen. Mit den Einkünften aus ihrer freischaffenden Tätigkeit stopft sie die Löcher, die der Herr Gemahl durch seine permanente Pechsträhne ins Familienbudget reißt. Aber der junge Kaltenbeck hat offenbar ein gröberes Problem damit, daß es ihm nicht und nicht gelingen will, die Seinen als Alleinverdiener über die Runden zu bringen und daher auf den körperlichen Einsatz seiner Gattin angewiesen ist. Denn mindestens zweimal die Woche verkündet er lauthals und ziemlich unartikuliert zuerst im Stiegenhaus und danach in der gangseitigen Küche, daß sie, die Gitti, keinen Deut besser sei als seine Mutter, also eine ausgemachte Schlampe, Schnalle und Hure. Und wenn die Gitti dann zum ebenso lautstarken Konter ansetzt, der stets darin gipfelt, daß sie dem Walter um die Ohren haut, daß er ein kapitaler Versager sei, nicht nur am Spieltisch, sondern auch im Bett, und sie, die Kaltenbecks, schon längst verhungert wären, wenn alle Männer solche Schlappschwänze wären wie er, dann mischt sich auch noch der jüngste Kaltenbeck in die Debatte und fordert mit markerschütterndem Greinen und Kreischen Ruhe in der Bude, eine warme Mahlzeit oder das Wechseln seiner vollgeschissenen Windeln.

Seit die alte Kaltenbeck im Heim und bei mir daheim Baustelle ist, erfahre ich über die Sorgen und Nöte der jungen Kaltenbecks also weit mehr als mir lieb ist.

Heute zum Beispiel kam der Walter gegen halb fünf nach Hause, also zirka eine Stunde nach mir, und wurde erst nach exakt 27 Minuten Toben im Stiegenhaus von seiner Gitti in die Wohnung gelassen. Noch so eine Nacht der Niederlagen und tröstenden Getränke werde sie sich unter Garantie nicht noch einmal geben, beschloß sie danach hinter dem sperrangelweit geöffneten Küchenfenster, und um ihrem Entschluß Nachdruck zu verleihen, wiederholte sie ihn so lang und immer lauter, bis endlich der jüngste Kaltenbeck zu Plärren anfing, was den Walter auf die Idee brachte, daß er jetzt eigentlich dringend einen Kaffee braucht. Da die Gitti nun aber mit der Zubereitung des Flascherls für seinen Bangert beschäftigt war, beschloß der Walter, sich seinen Kaffee andernorts kredenzen zu lassen, und zog fluchend wieder ab.

Das war gegen halb sechs. Und dann kehrte für zirka zwanzig Minuten Ruhe ein. Ich will Sie nicht mit einer namentlichen Aufstellung sämtlicher Hausparteien langweilen, die ab Sechs den Tag mit dem morgendlichen Gang aufs Klo beginnen. Aber ich versichere Ihnen: Ich erkenn sie alle und kann sie mittlerweile am Schlurfen bzw. Klappern ihrer Hausschlapfen bzw. Holzpantoffeln identifizieren, an der Heftigkeit, mit der sie die Wohnungstür zuknallen und die Häusltür aufreißen, an ihrem Reiz- oder Raucherhusten und am Knattern, Bullern oder Trompeten ihrer Darmwinde.

Jetzt haben wir kurz nach halb zehn, ich hab, wenn's hoch kommt, zweieinhalb Stunden wirklich geschlafen und sollte frohen Mutes auf der Baustelle stehen, um meinen beiden Mitarbeitern als leuchtendes Beispiel voranzugehen. Aber ich fühle mich wie erschlagen und gerädert. Und die beiden Dinge, die zumindest ein wenig Linderung bringen könnten, sind nicht verfügbar.

Keine warme Dusche. Kein heißer Kaffee.

Dann unterbricht das Hupen des Chevy den trüben Fluß meiner Gedanken. Das Telefon parkt auf der Umzugskiste mit den Trinkgläsern und dem Kaffeegeschirr, weil sein Dauerparkplatz auf dem Beistelltischchen neben der Bettbank vollgeräumt ist mit Abflußreiniger, Insektenspray,

Spülmittel und anderen hochgradig umweltfeindlichen Haushaltschemikalien.

„Ostbahn“, sage ich in das Dach des Chevy, und weil diesmal der Hustenanfall ausbleibt, auch noch: „Was gibt's?“

„Morgen, Kurtl.“ Es ist der junge Herr Axel, die verläßlichere Hälfte meines Bautrupps. „Bist eh schon auf?“

„Frisch und munter. Und selbst?“

„Naja. Mein Handy spinnt“, sagt Axel und macht dann eine längere Pause. Im Hintergrund rollen Autobusse, Sattelschlepper oder Panzer vorbei. „Ich bin jetzt in der Telefonzelle. Am Hietzinger Kai. Bei der Auhofstraße. Weil wir haben ein Problem, der Ronnie und ich.“

„Klingt so“, sage ich. „NATO-Manöver, oder was?“

„Glaubst, könntest du vorbeikommen?“ sagt Axel.

„Ich vorbeikommen?“ frage ich, weil doch eigentlich die Herren Ronnie und Axel seit gut einer Stunde bei mir sein sollten, um den Linoleumboden aus der Kaltenbeck-Küche zu reißen.

„Das wär echt super, Kurtl, weil wir stecken da ganz schön in der Scheiße, schätz ich“, meint Axel und will mir dann gleich die genaue Adresse durchsagen, wo er und Kollege Ronnie in der Scheiße sitzend auf mich warten, anstatt hier auf meiner Baustelle Hammer und Meißel zu schwingen.

„Momenterl“, sage ich, „was is eigentlich los?“

„Wir sind da in einem Keller“, eröffnet mir mein Mitarbeiter mit Grabesstimme. „Und in dem Keller liegt eine Leiche.“

„Großartig“, sage ich.

Und dann sage ich ihm in aller Deutlichkeit, daß ich für Leichen im Keller nicht zuständig bin.

Schon gar nicht nach einer solchen Nacht und vor dem Frühstück.

3

Auhofstraße 238.

Ronnie wartet im Vorgarten eines monströsen Kastens, an dem möglicherweise Richard, aber ganz bestimmt nicht Otto Wagner Gefallen gefunden hätte, unter einer dringend erholungsbedürftigen Silbertanne im Regen. Er winkt, als ich zirka eine Stunde nach seinem Anruf aus dem Taxi steige, und sieht aus wie ein begossener ungarischer Hirtenhund, den man noch dazu um seinen Lieblingsknochen gebracht hat. Wirklich zum Erbarmen.

„Wo liegt das Problem?" sage ich und probiere ein aufmunterndes Lächeln.

Ronnie drückt das schmiedeeiserne Gartentor auf und läßt mich rein. Grußlos und ohne ein Lächeln.

„Der Axel wartet unten" sagt er.

Dann rennt er los, über den Kiesweg durch den verwilderten Vorgarten und links am Haus vorbei zu einer Kellertür. Ich folge ihm, so schnell ich kann.

„Scheißregen", keuche ich, als wir völlig durchnäßt auf dem Treppenabsatz im Trockenen stehen und Ronnie hinter uns die Kellertür abschließt und doppelt verriegelt.

„Is da wer? Ronnie?!" ruft Axel besorgt von tief unten, irgendwo aus der Schwärze des Kellergewölbes.

„Scheiß di ned an", meldet sich Ronnie zurück. „Wir sind's. Der Kurtl und ich."

Dann streicht er sich die klitschnassen Strähnen aus dem Gesicht und macht eine einladende Geste.

„Alles halb so wild, Kurtl", sagt er, als ich die ersten Stufen der ebenso steilen wie spärlich beleuchteten Treppe hinabsteige. „Wir haben zuerst garned glaubt, daß das wer toter is ..."

„Sondern?"

„Weiß nicht. Irgendwas. Alte Fetzen. Klumpert."

Er niest mir ins Genick.

„Gesundheit", sage ich.

Und mit jeder Stufe, die ich in das Kellerverlies des Hauses Auhofstraße 238 hinabsteige, wird mir immer mehr bewußt: Eine Leiche im Keller. Das ist nicht deine Party. Nicht jetzt, und schon garnicht heute. Du hast kriminalistisch zwar so deine Erfahrungen und bei der Tätermittlung sogar den einen oder anderen internationalen Erfolg aufzuweisen, momentan jedoch ganz andere Sorgen: Bauschutt. Zugluft. Schlafstörungen. Höllenlärm.

Aber dann taucht aus dem Schwarz des Kellers der junge Herr Axel auf. Eigentlich ist es der fahle Schatten des jungen Herrn Axel, was ich unter anderen Umständen einer langen Nacht an den Pooltischen des *Savoy* zugeschrieben hätte, einer jener Nächte, die auch mich schon so manche Flasche Fernet und so manches Lebensjahr gekostet haben.

„Danke, Kurtl", sagt Axel mit einem dermaßen hilflosen Lächeln im bleichen Anlitz, daß ich mir ernsthaft Sorgen um seinen Gesamtzustand mache. „Danke, daß du doch noch gekommen bist. Echt."

Ehe ich einwenden kann, was mir am Herzen liegt, legt sich von hinten Ronnies regennasse Hand auf meine regennasse Schulter.

„Genau", sagt er. Ronnie ist kein Freund großer Worte. Drum sagt er nur noch: „Da vorn. Gleich links."

Es sind nur ein paar Schritte von der Treppe zu einer weiß gestrichenen Eisentür, die halb offensteht und hinter der sich eine Leiche befindet, für die sich beim besten Willen kein freies Platzerl mehr findet in meinem Leben.

Denn da ist nicht nur der Umbau. Da gibt es zusätzlich noch eine Reihe beruflicher Verpflichtungen. Zum Beispiel eine Konzerttournee. 23 Auftritte an beinah ebenso vielen Tagen, acht österreichische Bundesländer und der Freistaat Bayern, vom Chiemsee zum Neusiedlersee und mehrfach retour, Berge und Täler, bummvolle Hütten und halbleere Hallen, und Abend für Abend ein Publikum, das erobert werden will. Eine schöne Aufgabe. Oftmals aber keine leichte. Und mit fortschreitendem Alter stellt sich mir auch immer lauter und immer deutlicher die Frage der Kondition, des Durchhaltevermögens – auf, hinter und nach der Bühne. Und wenn dann in der Zeit unmittelbar vor Antritt einer solchen Konzertreise, die eine Zeit der inneren Sammlung und körperlichen Aufbauarbeit sein sollte, zuzüglich zu einer Baustelle auch noch eine Leiche passiert, dann sollten alle meine Ampeln nur noch auf Rot stehen.

Aber.

„Also das ist der Keller, den wir ausräumen sollten", sagt Axel, während er die weiße Eisentür zur Gänze öffnet, „und eigentlich war da auch nix Besonderes ..."

„Aber?" sage ich und blicke in einen kahlen Raum. Vielleicht liegt es an den gekalkten Wänden und den drei mit Schutzgittern versehenen Neonröhren an der Decke, aber der Raum hat für mich den unwiderstehlichen Charme einer etwas zu klein geratenen Turnhalle. Und es riecht auch so. Nach kaltem Schweiß und alten Socken. Rechts neben der Tür haben Ronnie und Axel die Dinge aufgetürmt, die sie wegschaffen und entsorgen sollten. Verpackungskartons von *Panasonic* und *Sony*, *Whirlpool* und *Siemens*, die Rohre einer ausgemusterten Etagenheizung, eine Stehlampe, die ich eventuell in das Mobiliar meiner zukünftigen Zwei-Zimmer-Wohnung übernehmen würde, sowie Elemente einer Küche amerikanischer Bauart, wie sie seit gut dreißig Jahren nicht mehr in Mode ist, für die Liebhaber aber jeden Preis bezahlen würden.

„Die wunderbaren pastellfarbigen Küchenkasteln da", wende ich mich an Ronnie, „kann man die eventuell umleiten?"

Er mustert zuerst den Sperrmüll und dann mich, als hätte ich ihm einen unsittlichen Antrag gemacht.

„Umleiten? Wie meinst das?"

„Umleiten“, sage ich, „statt auf die Deponie zu mir in die Reindorfgasse.“

„Das da?!“ Ronnie wirft Axel einen Blick zu, der zum Thema „Kurt Ostbahn und die Grenzen des Schwachsinns“ mehr sagt als tausend Worte. Aber Axel sieht das entweder nicht ganz so wie sein Kollege, oder aber er ist mit dem Kopf ganz woanders, jedenfalls fällt seine Antwort ziemlich indifferent aus.

„Wir haben zuerst glaubt, sowas gibt's nicht“, sagt er.

„Nicht *mehr*“, korrigiere ich ihn und kann den Blick nicht mehr von den sorg- und herzlos in die Turnsaalecke gestapelten Resopalkasteln wenden, die trotz der dicken Schicht Lurch und Staub ihr einzigartiges Farbenspiel nicht verloren haben: Vanille und Zimt, Babyaugenblau und Zuckerlrosa.

„Umleiten. Logisch“, sagt Ronnie, wohl um mich bei Laune zu halten. Dann geht er die nackte Wand entlang bis zu einem Holzgerüst, das aussieht wie die Überreste einer schwarz lackierten Kletterwand. Davor auf dem Boden liegt ein halbes Dutzend Rundhölzer in einem Haufen Schutt, Ziegel und Verputz.

Ich trabe hinter ihm her, den blassen Axel im Rücken.

„Ehrlich. Wir haben nix angrührt“, raunt mir Axel zu, als wäre ich einer der drei Fernsehdetektive, denen er stets und blind vertraut.

Da gibt es auch nicht viel, das ich anrühren könnte: Ich sehe ein Loch in der Wand, etwa in Augenhöhe, wo die Burschen offensichtlich bei ihrem Versuch gescheitert sind, die Verankerung des schwarzen Klettergerüsts aus der Mauer zu reißen, ohne der Bausubstanz schlimmeren Schaden zuzufügen. Und dieses Loch gibt den Blick frei auf eine Welt, die sich mir ohne Taschenlampe nicht erschließen will.

Aber da drückt mir Axel auch schon eine Stablampe in die Hand, und jetzt sehe ich klar und deutlich, daß es tatsächlich eine Welt jenseits der unterirdischen Turnhalle gibt. Diese Welt hat in etwa die Größe einer Liftkabine, im Unterschied zu dieser jedoch keinerlei Ausstieg, und der einzige Fahrgast, den ich ausmachen kann, ist seit mindestens vielen Monaten tot.

Erstickt. Verhungert. Verdurstet.

Was weiß man. Ich weiß es nicht. Und will es auch nicht so genau wissen.

Jedenfalls sind im Schein von Axels Taschenlampe, verstrickt in einem Gewirr aus schwarzem Tuch, die traurigen Überreste menschlichen Lebens zu erkennen. Was mich bis ans Ende meiner Tage tief hinein in meine Träume verfolgen wird, ist der Gesichtsausdruck der Leiche. Wobei man von einem Gesichtsausdruck im herkömmlichen Sinn nur begrenzt sprechen kann. Denn die Leiche im Liftschacht hat kein Gesicht. Sie hat Augenhöhlen und ein Nasenbein und Zähne und einen Mund, der offensteht in einem letzten verzweifelten und panischen Schrei. Und über diese Fratze der Angst spannt sich, dünn wie Flugpostpapier oder die Strumpfmaske eines Bankräubers, ein Hauch von pergamentener Haut.

„Mumifiziert", sage ich zu den Burschen, drücke Axel die Stablampe in die Hand und vertage das dringend notwendige Gespräch unter sechs Augen nach Wien-Fünfhaus.

„*Rallye* oder *Quell*?" erkundigt sich Ronnie.

„Bin dankbar für die Frage", sage ich.

4

Als das Faschierte kommt und mit ihm das zweite kleine Bier, danke ich dem Quell-Poldl mit einem stummen Kopfnicken für sein gastronomisches Feingefühl, das diese perfekte Synchronität von fester und flüssiger Nahrungsaufnahme möglich macht.

„Mahlzeit", sagt er, und dann fällt er eine Spur leiser, so daß es Ronnie und Axel nicht hören können, sein Urteil: „Schaust ned wirklich gut aus heute. Schau auf dich, Kurtl."

„Die Baustelle“, sage ich, „sowas zehrt.“

Der Quell-Poldl blickt mich über den Rand seiner randlosen Brille wissend an, will etwas sagen, läßt es dann aber und geht mit einem besorgten Kopfschütteln an den nächsten Tisch, wo ein Pensionistenpaar noch zwei weiße Achteln und dann gleich zu bezahlen wünscht. Das Geld für die zwei Gläser Wein liegt, auf den Schilling genau abgezählt, auf einem Bierdeckel bereit. Es sind alte Stammgäste, die sich nur vom Herrn Quell, also vom Wirt persönlich, bedienen lassen, weil man dem jungen Personal nicht trauen kann, das stellt einem vielleicht einen Wein auf den Tisch, der einem den Magen ausrenkt und Sodbrennen macht, man kann nie wissen. Das erklären sie dem Quell-Poldl nun schon zum dritten Mal, seit wir an meinem Stammplatz gleich neben dem Kachelofen Platz gefunden haben. Und sie werden es bei jedem weiteren weißen Achtel wieder tun, jedes Mal ein bißl lauter und umständlicher, und wenn sie beim letzten Achtel des Tages angelangt sind, wird das der Quell-Poldl daran erkennen, daß nicht nur der genau abgezählte Betrag auf dem Bierdeckel liegt, sondern daneben auf dem rotkarierten Tischtuch ein Fünfer Trinkgeld.

Ein guter Wirt muß vor allem ein guter Menschenkenner sein. Und ein großer Menschenfreund. Der Quell-Poldl läßt den raunzigen Sermon der beiden Alten mit der inneren Gelassenheit eines buddhistischen Bettelmönchs über sich ergehen, lächelt sogar noch verständnisvoll, und als er schließlich auf dem Weg zur Schank wieder an unserem Tisch vorbeikommt, ist sein rechter Zeigefinger mahnend erhoben und deutet in meine Richtung.

Der Quell-Poldl hat offenbar erkannt, daß es wieder einmal passiert ist und ich soeben dabei bin, einen folgenschweren Fehler zu begehen. Egal wo auch immer du da hineingeraten bist, laß die Finger davon, warnt mich der erhobene Zeigefinger meines Stammwirten. Geh keinen Schritt weiter. Das ist nicht dein Revier, das ist gefährliches Terrain, dünnes Eis. Denk an das Badezimmer, den grindigen Linoleumboden und die gesprungenen Kaltenbeck-Kacheln; denk an die anstehende Probenwoche und den Konzertablauf von mindestens viereinhalb Stunden, den der Trainer zur gefälligen Kenntnisnahme aus seinem Refugium auf Teneriffa geschickt hat; und denk daran, daß du dir vorgenommen hast, die letzten drei Wochen vor Tourneebeginn jede freie Minute an deiner Textsicherheit zu arbeiten.

Denk dran. Und vergiß, was du im Keller in der Auhofstraße gesehen hast.

Der Quell-Poldl weiß, daß ich sozusagen am Rande des Abgrunds stehe. Ein kleiner unbedachter Schritt, und die Talfahrt beginnt. Aber der Quell-Poldl weiß nicht, was ich seit ein paar Minuten weiß.

Mein Bautrupp hat bei seinem ersten, im Sturztrunk konsumierten Krügel gewissermaßen ein volles Geständnis abgelegt. Und mich danach um ein mildes Urteil gebeten.

Und genau in diesem Augenblick kam das Faschierte mit dem zweiten kleinen Bier.

Jetzt sitzen mir Ronnie und Axel, eingehüllt in betretenes und schuldbewußtes Schweigen, gegenüber, laben sich an ihrem dritten Krügel und verfolgen aufmerksam, wie ich das faschierte Laberl mundgerecht portioniere, das erste Stückchen mit der Gabel aufspieße, in den Grillsenf tauche und mir dann zusammen mit einer halben Bratkartoffel in den Mund schiebe.

„Schmeckt's?“ erkundigt sich Axel beinah im Flüsterton.

„Großartig“, sage ich, obwohl man mit vollem Mund nicht sprechen soll. Aber ich hab momentan ohnehin nicht vor, mehr zu sagen. Die Burschen sollen ruhig warten und dunsten. Ich werde beim Essen über alles nachdenken.

Und dann werden wir weiterschauen.

5

Also eines weiß ich jetzt schon: Das Ganze ist kein Problem, das man en passant während des Mittagessens aus der Welt räumt. Denn da gibt es nicht nur *ein* Problem, sondern vielmehr ein engmaschiges Netz von Problemen, das geknüpft ist aus juveniler Dummdreistigkeit, blöden Zufällen und einem ebenso grausamen wie mysteriösen Verbrechen.

„Eingemauert", sage ich mir vor, und allein schon der Klang des Wortes macht mir Schluckbeschwerden. Eingemauert in einem Kellerloch, einer mannshohen, stockfinsteren Nische. Womöglich bei vollem Bewußtsein. Um Hilfe und um sein Leben schreien, bis die Sauerstoffvorräte auf Reserve stehen. Die kalten feuchten Wände nach Schwachstellen abtasten, sich in Panik und Raserei gegen die Ziegelmauern werfen, mit bloßen Fäusten und blutenden Fingern gegen das Unvermeidbare angehen, den Mut und bald darauf das Bewußtsein verlieren, dann wieder zu sich kommen und den bösen Traum verscheuchen wollen, die letzten Reste Luft und Hoffnung schöpfen, um dann mit einem Schrei, der bloß ein erbärmliches Krächzen ist, die Grenze zum Wahnsinn zu durchstoßen.

Die Vorstellung kann einem gründlich den Appetit verderben. Und sie trübt das Denkvermögen, zieht immer wieder in dicken Schwaden durch meine Birne.

Der Quell-Poldl kommt mit den weißen Achteln für die zwei Querulanten vom Nebentisch vorbei, und ich bestelle per Fingerzeig das nächste kleine Bier. Ronnie und Axel erhöhen mit ein paar Sekunden Verzögerung auf noch ein Krügel.

„Schön oasch", bricht Ronnie das Schweigen.

„So ist es", sage ich, und Axel nickt in stummem Einverständnis in sein leeres Bierglas.

An der Tatsache, daß wir dieses Netz an Problemen, unter dem wir jetzt beim *Quell* beisammen sitzen, einzig und allein ihrem schier unstillbaren Tatendrang zu verdanken haben, daran wagt keiner der beiden zu rütteln.

Aber daß ich es war, der sie dazu ermutigt, ja sogar mit der nötigen Ausrüstung versehen hat, das geht allein auf meine Kappe.

Also die Sachlage ist die: Natürlich sind Ronnie und Axel kein gewöhnlicher Bautrupp. Die beiden Herren stehen nicht im Sold irgendeiner Baufirma, haben weder das Maurer-, noch sonst irgendein goldenes Handwerk erlernt, sind so gesehen also auch keine Pfuscher und auch ganz bestimmt keine Taglöhner, die sich ihr karges Arbeitslosengeld aufbessern, indem sie – unter Umschiffung von Finanz- und Arbeitsamt – ihre Arbeitskraft auf dem schwarzen Markt feilbieten. Ronnie und Axel sind genaugenommen vielerlei: sozialversicherungstechnisch Studenten der Juristerei (Ronnie) bzw. Anthropologie (Axel), ihrer Berufung nach Musikanten (Ronnie schlägt die Gitarre, Axel den Baß), seit viereinhalb Jahren meine Roadcrew – und seit der Schnapsidee mit dem eigenen Badezimmer nun auch mein Bautrupp.

Auch wenn die Regenbogenpresse etwas ganz anderes behauptet: als mittelständischer Rock-and-Roll-Unternehmer schwimmt man hierzulande weder im Geld noch im eigenen Pool, und wenn man in der eigenen Badewanne pritscheln will, dann muß man eben nach kostensparenden Lösungen Ausschau halten.

Mein Umbau durfte kein Haus kosten, und deshalb habe ich für die groben Vorarbeiten nicht die Dienste eines Bauprofis in Anspruch genommen, sondern bei der Roadcrew angefragt, weil die jungen Herrn Ronnie und Axel während vieler gemeinsamer Tourneemonate nicht nur bei der Vernichtung hochprozentiger Alkoholika stets ganze Arbeit leisten. Axel betreut verläßlich die Backline, also den zur Erzeugung elektrisch verstärkter Rock-and-Roll-Musik notwendigen Gerätepark, der bunt blinkend hinter den Musikanten auf der Bühne herumsteht, Ronnie bedient die

Lichtorgel, und beide steuern sie den Citröenbus mit den Instrumenten und Geräten.

In der spielfreien Zeit gehen die Burschen ihren eigenen musikalischen Ambitionen nach, einer kruden, eindeutig für Menschen ihrer Generation bestimmten Mischkulanz aus schwarzen Funk-Rhythmen, Schweinegitarren und Turbinenlärm. Dabei gehen sie, wenn man dem fachkundigen Urteil des Trainers glauben will, neue radikale Wege. Die führen jedoch am Geschmack des breiten Publikums vorbei, und daher gehen die Burschen mindestens das halbe Jahr finanziell am Zahnfleisch und fressen daheim den Kitt aus den Fenstern.

Was lag also näher, als die Roadcrew gegen ein relativ fürstliches Entgelt mit der schönen Aufgabe zu betrauen, in die Kaltenbeck-Küche durchzubrechen, dort den Linoleumboden und die Tür- und Fensterstöcke rauszureißen und den anfallenden Schutt und Müll mit dem Instrumentenbus abzutransportieren.

Gute Idee, gute Sache und eine gute Tat noch dazu. Hab ich gedacht. Ronnie und Axel sahen das ähnlich. Anfangs zumindest. Aber nachdem sie meinen Mehrzweckraum mit dem Kücheninventar vollgeräumt hatten, der Durchbruch geschafft, der Fensterstock herausgestemmt und siebzehn Kisten Bier leergetrunken waren, wurden meine beiden Handwerker Opfer einer rätselhaften Grippe-Epidemie und waren eine ganze Woche lang ans Krankenlager gefesselt. Zum Zeitpunkt ihrer Erkrankung verfügten die beiden bereits über den bandeigenen Citröenbus und waren telefonisch so gut wie nie zu erreichen. „Arztbesuch", versicherte mir Ronnies Freundin, ganz egal zu welcher Tageszeit ich anrief, um mich nach dem werten Befinden meines siechenden Mitarbeiters zu erkundigen. Und bei Axel lief rund um die Uhr der Anrufbeantworter.

Kaum wieder genesen, warteten auf den Bautrupp dringende musikalische Verpflichtungen in Linz und Salzburg.

Als sie vier Tage später wieder auf der Baustelle erschienen, sahen sie aus wie der leibhaftige Tod. Ich dachte zuerst an einen Rückfall, eine Tücke des geheimnisvollen Virus, sollte aber bald erfahren, daß sie im Anschluß an ihren Salzburg-Auftritt dem Alkohol zugesprochen hatten, und zwar in so reichem Maße, daß das zweitägige Besäufnis als Jahrhundertrausch in die Annalen ihrer kurzen Bandgeschichte eingegangen ist.

Jetzt waren die Burschen natürlich indisponiert, troffen vor Selbstmitleid und brachten die nächsten zwei Tage nicht viel mehr weiter, als bei kleinen Dosen Bier große Pläne zu schmieden, wie man dem verdammt robusten Türstöcken der ehemaligen Kaltenbeck-Wohnung zu Leibe rücken könnte. Vorgestern kamen sie dann mit einer Motorsäge angetanzt, einem vorsintflutlichen Gerät, das mehr stank und brüllte als effektive Arbeit zu leisten, und dem kurz vor der Mittagspause der Sprit ausging.

Ronnie und Axel verließen die Baustelle, um nur schnell Nachschub zu besorgen und sich in einem Aufwaschen ein paar Leberkässemmeln zu kaufen, kamen aber nicht mehr wieder, bis ich das Haus so gegen 19 Uhr verließ. Kein Anruf, auch keine Botschaft an der Tür. Nix.

Schmeck's, Kropferter.

Als ich sie gestern darauf ansprach, redeten sie kryptisch von einem möglichen Hörfehler meinerseits, einem Mißverständnis ihrerseits oder einer kurzzeitigen allgemeinen Terminkollision, die sie aber mittlerweile voll im Griff hätten.

Und jetzt, beim *Quell* und mit einer Mumie im Keller, das volle Geständnis, die ganze ungeschminkte Wahrheit über Grippe-Epidemie, Konzert-Verpflichtungen und terminliche Mißverständnisse: Nix davon ist wahr, mit Ausnahme des Konzerts in Salzburg und dem anschließenden Rekordrausch. Die Burschen waren in der fraglichen Zeit auf anderen Baustellen, bei Übersiedlungen, Entrümpelungen oder haben im Probenkeller einer befreundeten Indie-Kapelle einen neuen Estrich gelegt. Sie waren also auf Pfusch. Und zwar seit dem Tag, an dem ich ihnen den Schlüssel des Instrumentenbusses zu treuen Händen übergeben hatte.

Zu ihrer Verteidigung führten sie ins Treffen, daß es sich dabei nicht um einen ausgeklügelten Plan gehandelt hätte, sondern um eine Verkettung von Zufällen. Und das vorläufig letzte Glied in ihrer Zufallskette ist dieser unterirdische Turnsaal in der Auhofstraße, der bis allerspätestens morgen früh geräumt sein muß. Da in dem Keller aber nebst allerlei Gerümpel auch diese Leiche im Zustand fortgeschrittener Mumifizierung auf den Abtransport wartet, stehen die Burschen jetzt natürlich an. Und ich mit ihnen.

Wie verhält sich der korrekte Staatsbürger im Falle einer Leiche im Keller? Er verständigt umgehend die Polizei. Wie verhält er sich aber, wenn er die Leiche in einem Keller findet, zu dem er von Rechts wegen keinen Zutritt hat, weil es nicht sein Keller ist, sondern der Keller ihm völlig unbekannter Mitbürger? Er verständigt besser nicht umgehend die Polizei. Das mag zwar nicht hundertprozentig korrekt sein, erspart ihm aber viele unangenehme Fragen, auf die er womöglich nicht die richtigen Antworten weiß.

Wie im vorliegenden Fall: Die Burschen wissen so gut wie nix. Wissen nicht, wer Eigentümer der Villa ist, und sie haben keine Ahnung, in wessen Auftrag sie eigentlich seit Tagen ein Stockwerk unter der Erde rackern und schuften.

Sie wissen nur, daß es auch so ein blöder Zufall war, der sich in ihrem Stammlokal, dem *Savoy*, zugetragen hat, kurz vor der Sperrstunde, Ende letzter Woche. Da hat sich dieser dicke Italiener, der in letzter Zeit öfter vorbeikommt, um an der Bar literweise Espresso zu trinken und dabei wie kurz vorm Nervenzusammenbruch in sein Handy zu brüllen, zu den Burschen an den Pooltisch gestellt und ein Gespräch angefangen. Auf Italienisch, Englisch und Deutsch. Eine halbe Stunde und drei Runden Fernet später waren die Burschen um den Auftrag in der Auhofstraße, den Kellerschlüssel und zwei Blaue reicher.

Seinen Namen, Beruf oder die Handynummer hat der dicke Italiener nicht verraten. Und eigentlich haben ihn die Burschen auch nicht danach gefragt, denn nach sieben Fernet und doppelt so vielen Bieren belasten so viele Details nur die euphorisierte Birne. Ronnie und Axel führen ihn in ihrer imaginären Kundenkartei seit jener Nacht jedenfalls unter einem Decknamen: *Fettuccini*.

Unter den gegeben Umständen auf einer Wachstube vorstellig zu werden und dem diensthabenden Polizeibeamten den Fund einer Mumie zu melden, davon kann ich den Burschen, jetzt wo ich ihr vollständiges Geständnis vorliegen habe, nur dringend abraten.

Und das tue ich auch, nachdem ich mir mit der Papierserviette den Mund abgewischt und Messer und Gabel auf den noch halb vollen Teller gelegt habe. Der gemischte Salat blieb unberührt, von der Fuhr Bratkartoffeln ist noch gut die Hälfte übrig, und beim zweiten faschierten Laberl hab ich nach dem ersten Drittel das Handtuch geworfen. Der Quell-Poldl hat recht. Ich sollte mehr auf mich schauen.

„Okay. Keine Kieberei", faßt Axel zusammen. Er trägt jetzt einen Bierbart und die vier großen Portionen Hopfenkaltschale haben die kranke Blässe aus seinem Gesicht vertrieben. „Aber was sollen wir sonst machen? Was würdest du an unserer Stelle tun?"

„Gute Frage", sage ich.

Pause.

Dann fällt es mir wieder ein.

„Was ich tun würde? Ich würde dem Herrn Fettuccini seine zwei Blauen samt Kellerschlüssel zurückgeben, und würde zu ihm sagen, er soll sich um seine Leichen im Keller in Zukunft selber kümmern. Dafür seid's ihr nicht zuständig. Und dann würde ich schräg vis-a-vis im Zwölferhaus endlich den Linoleumboden rausreißen. Das würd ich machen!"

Die Burschen schlucken. Und dann kommt mir Ronnie, der mehr als zwei vollständige Sätze hintereinander nur dann von sich gibt, wenn es garnicht mehr anders geht, mit dem nächsten und übernächsten Problem:

„Also der Scheißboden, das is in drei Stunden erledigt. Heut noch, wenns sein muß. Aber das mit dem Fettucini ... Krise. Das spielt's so ned."

„Und warum ned?"

„Is doch logisch!" meldet sich Axel und schwenkt dabei aufgeregt sein Krügel, aber Ronnie bringt ihn mit einer kategorischen Geste gleich wieder zum Schweigen. Dann teilt er mir mit, daß das mit dem Fettuccini deshalb nicht so leicht geht, wie ich mir das vorstelle, weil die zweitausend Schilling bereits unterwegs sind nach New York, zusammen mit Ronnies gesamten Ersparnissen, weil dort nämlich ein Gitarrenbauer zu Hause ist, von dem ich sicherlich auch schon gehört habe, und dieser Kapazunder im Anfertigen maßgeschneiderter Stromruder, schnitzt ihm zur Zeit eigenhändig ein sechssaitiges Wunder von einer Klampfe, und Wunder haben heutzutage bekanntlich ihren Preis.

„Und außerdem", setzt Axel ungerührt von Ronnies Ausführungen seine Fettuccini-Überlegungen fort, „außerdem können wir dem Bladen sein Geld und den Kellerschlüssel nicht zurückgeben, weil wir nicht wissen, wo er steckt! Der ist öfter im *Savoy*, sonst wissen wir null von ihm. Aber morgen muß der Keller leer sein. Wahrscheinlich kommen da die neuen Mieter oder Besitzer, keine Ahnung. Und noch was: Angenommen, der Fettuccini hat mit der Leiche was zu tun, direkt oder indirekt, dann sind womöglich der Ronnie und ich als nächstes dran, weil wir zuviel wissen."

„Du, ich, aber natürlich auch der Kurtl", ergänzt Ronnie seine Liste potentieller Fettuccini-Opfer.

Die Argumente der Burschen entbehren nicht einer gewissen Logik. Und so ziehe ich meinen Vorschlag zurück.

Kein Fettuccini. Ist vielleicht besser so.

Ronnie würde die Leiche ja am liebsten in Frieden ruhen lassen, und zwar dort, wo sie jetzt ist, in ihrem kühlen Kellergrab, und das Loch in der Wand auf die Schnelle wieder zumauern und verputzen. Aber damit hat wiederum Axel ein Problem.

„Das kannst nicht machen", sagt er.

„Klar kann ich das. Und wie ich das kann", sagt Ronnie, bei dem ab dem vierten, fünften Krügel ungeahnte Kräfte frei werden.

„Erstens", weist ihn Axel in die Schranken, „macht man so etwas nicht. Und zweitens würde der Verputz bis morgen nicht trocknen. Wenn der Fettuccini morgen früh in den Keller kommt, sieht er sofort, was los ist. Wir hätten heut die ganze Hacken und wären morgen genauso dran."

„Richtig", sage ich.

Dann macht sich brütendes Schweigen breit. Doch kurz bevor es in bierdumpfe Verzweiflung umschlägt, hab ich die erste brauchbare Idee des Tages. Sie ist zwar nicht die Lösung all unserer Probleme, aber immerhin ein Anfang.

„Ich geh schnell telefonieren", sage ich und stehe auf. „Bestellts mir inzwischen noch ein Bier. Ein großes."

„Wen willst denn anrufen?", erkundigt sich Axel ohne einen Funken Hoffnung in der Stimme.

„Die Polizei", sage ich.

„Sehr witzig", sagt Ronnie.

6

Als ich mich neben dem Durchgang zum Extrazimmer in die hölzerne, fensterlose Telefonzelle zwänge und hinter mir die Tür zufällt, noch bevor ich den Finger am Lichtschalter habe, in diesem kurzen Moment muffiger, bleischwerer Finsternis, kommt mit einem Höllenkaracho aus den Tiefen des schwarzen Nichts ein lederhäutiger Schrumpfkopf auf mich zugefahren, von innen beleuchtet wie ein chinesischer Lampion oder ein amerikanischer Kürbis zu Halloween. Und für die Zeit zwischen zwei Herzschlägen bin ich bei lebendigem Leib begraben. Ich trete gegen die Tür, sie schwingt auf und das versöhnliche Licht der Wirtsstube strömt zurück in den Kobel.

Ich lasse den Fuß in der Tür, als ich die Lampe anknipse und ein paar Münzen aus der Hosentasche krame. Und jetzt erst kommen der Schweißausbruch, die Übelkeit, das Herzrasen.

Die Dame in der Telefonzentrale des Sicherheitsbüros muß am kläglichen Klang meiner Stimme erkannt haben, daß hier ein ganz dringender Notfall am Rohr ist, denn sie wechselt stufenlos vom anfänglichen behördlichen Desinteresse zu behördlichem Mitgefühl.

„Tut mir leid", sagt sie, „aber der Herr Gruppeninspektor Brunner ist nicht mehr bei uns. Aber vielleicht ..."

„Was? Wieso?!"

„Tut mir leid. Das kann ich Ihnen nicht sagen. Der Herr Gruppeninspektor Brunner ist seit erstem Jänner in Pension. Aber vielleicht kann Ihnen sein Nachfolger weiterhelfen. Momenterl. Ich verbind Sie hinauf ..."

„Danke", sage ich, „aber der nutzt mir nix."

Zu spät. Eine neutrale Tonbandstimme will mich eben um etwas Geduld bitten, als ihr das schrecklichste Organ, das mir jemals im Leben ans Ohr gedrungen ist, das Wort abschneidet.

„Gruppe Skocik. Skocik", frißt sich die Stimme wie Salzsäure durch meine Gehörgänge.

Ich bin sprachlos.

Brunner ist nicht mehr. Dieser begnadete Kriminalist und kompetente Trinker, mit dem ich – stets im Beisein eines Flascherls *Scharlachberg* – so viele wertvolle, lehrreiche aber auch fröhliche Stunden verbracht habe, fristet irgendwo (und mindestens fünf Jahre vor der Zeit) sein trauriges Pensionistendasein, während sich Skocik, sein ebenso unfähiger wie unerträglicher Juniorpartner, solariumgebräunt im Chefsessel räkelt.

„Hallo. Skocik. Sprechen Sie!“

Der Mann ist wie seine Stimme. Ein wandelndes Säureattentat.

An ihn würde ich mich nicht einmal dann um Hilfe wenden, wenn man versucht, mich bei lebendigem Leib einzumauern. Und Skocik würde auch nicht helfen. Da bin ich ganz sicher. Im Gegenteil. Er wäre seinen Göttern ewig dankbar, noch so einen Freigeist an dem Platz zu wissen, wo sie seiner Überzeugung nach alle hingehören und wo er sie per Dekret auch hinverschicken würde, wenn er und Seinesgleichen im Land das Sagen hätten.

„Hallo! Melden Sie sich!“ ätzt es aus dem Hörer.

Ich lege auf. Und als ich die Telefonzelle verlasse, um zu den Burschen und den sich himmelhoch auftürmenden Problemen zurückzukehren, macht sich in mir eine abgrundtiefe Ratlosigkeit breit.

7

„Also früher, im *Blutrausch*, zum Beispiel, oder im *Hitzschlag*, hast du immer wenn's eng geworden is, den Trainer angerufen, und der hat dann den Doktor Trash beigezogen“, sagt Axel, als wir vom *Quell* zu meiner Baustelle schräg gegenüber wechseln.

Es schüttet. Wir schlagen die Krägen hoch und rennen.

„Und was haben die zwei Spezialisten gebracht, außer Zores?“ erkundige ich mich bei meinem Stammleser, als wir die Fahrbahn überquert haben. Auch wenn jetzt, allen meteorologischen Prognosen zum Trotz, die Frühlingssonne hell auflachen würde, wäre dieser Tag nicht mehr zu retten. Ich fühle mich unendlich schwach und müde.

„Naja“, weiß Axel. „Der Trainer hat immer eine ziemliche Power.“

„Und der Doc“, begeistert sich Ronnie, „is killer- und datenmäßig sowieso der Wahnsinn!“

Ich weiß nicht, wie ich Axel und Ronnie auf die Schnelle erklären soll, daß Dichtung und Wahrheit im Grund zwar Tür an Tür wohnen und auch ein gut nachbarschaftliches Verhältnis pflegen, das wirkliche Leben aber doch um einiges umständlicher und komplizierter abläuft, als der durchschnittliche Krimileser das wahrhaben will.

Daher sage ich, während ich in den zehntausend Taschen meines Lederjankers nach dem Haustorschlüssel suche: „Das is alles nicht so einfach, Burschen.“

Aber damit geben sich die beiden natürlich nicht zufrieden.

„Warum?“

„Warum, warum. Weil der Trainer, zum Beispiel, auf Urlaub is und erst am Samstag wiederkommt. Darum.“

„Und dort kann man ihn nicht erreichen? Telefonisch?“ bohrt Axel weiter.

„Nein, dort kann man ihn nicht erreichen.“

Der Trainer, könnte ich jetzt ausführen, wenn mir der Sinn nach langmächtigen Erklärungen stünde, der Trainer ist ein Kapitel für sich und seit seiner Dienstreise auf die kanarischen Inseln im letzten Winter (vgl.: *Kurt Ostbahn: Hitzschlag*, Anm. d. V.) nicht mehr der Mann, den wir alle kennen. Das heißt, seine Kompetenz als künstlerischer Direktor unseres kleinen Musikunternehmens ist nach wie vor ebenso unbestritten wie sein Talent als Autofahrer, das ihm in einer *Formel I* (wie Inferior) garantiert einen Platz am Stockerl, wenn nicht gar den Weltmeistertitel einbringen würde. Aber seit er jede freie Minute in seinem staubigen Refugium im Süden von Teneriffa verbringt, macht sich bei seiner komplexen Persönlichkeit ein Hang zum Kapriziösen bemerkbar.

Der Trainer hat immer eine ziemliche Power ...

... das hat er bereits im ersten Kurt-Ostbahn-Abenteuer bewiesen

KURT OSTBAHN
BLUTRAUSCH

KRIMINALROMAN

VON

GÜNTER BRÖDL

HAYMON

Ich meine, ich hab ihn seit unserem firmeninternen Krampusrummel im *Rallye* weder gesehen noch gesprochen und stütze meiner These einzig und allein auf die beiden Briefe, die er mir zu Weihnachten bzw. vorletzte Woche geschickt hat, aber diese Botschaften sprechen eine deutliche Sprache.

Das erste Konvolut, das er abseits der Zivilisation in seinen vermutlich mit Sonnenenergie betriebenen Laptop gehackt hat, umfaßt 48 eng bedruckte Seiten. Neben einem völlig absurden weil mindestens vier Stunden langen Konzertablauf für die anstehende Tournee verrät er mir in diesem Schreiben auch ein mexikanisches Geheimrezept für Margaritas, das von nun an unseren Cateringlisten beizulegen sei. Das hochprozentige Gesöff, serviert in tönernen Literkrügen, soll mir und der gesamten Mannschaft mentales wie spirituelles Rüstzeug sein für des Trainers irrwitziges Marathonvorhaben. Irgendwie taucht in dem Brief auch immer wieder Jerry Garcia auf, das verstorbene Mastermind der Grateful Dead, sowie Dialogfetzen aus Sam Peckinpah's „The Wild Bunch".

In seinem zweiten Schreiben (16 Seiten) ist von all dem keine Rede mehr, was Wunder, ist es doch offensichtlich unter der aktiven Mitwirkung eines gewissen Herrn Jamison entstanden, was wiederum mit einer Bekanntschaft zu tun haben mag, die der Trainer während einer Busfahrt in die Hauptstadt Santa Cruz gemacht hat. Wenn ich seine schreiberischen Handstandüberschläge nicht völlig mißverstanden habe, dann verbringt er seit vier Wochen tagsüber jede freie Minute sowie alle verfügbaren Abende und Nächte an der Seite einer Inselschönheit, die aus dem grünen Irland auf seinen Wüstenplaneten geflohen ist, dort für ein englischsprachiges Lokalblatt schreibt und dem Trainer nach Feierabend Nachhilfe in Gälisch gibt. Ich weiß jetzt mehr über den Tai'n, daß der Gladdagh kein Whisky sondern ein Ring von mythischer Bedeutung ist und daß der Trainer in seiner kanarischen Klause in erster Linie deshalb nicht telefonisch erreichbar sein will, weil Anrufer wie unsereins die Geister von Flann O'Brien, James Joyce und Phil Lynott mit ihren profanen Anliegen aus dem Haus jagen könnten, oder aber der Trainer bei seinem Studium von Van Morrison, Roddy Doyle und Joseph O'Connor gestört werden könnte.

All das könnte ich den Burschen berichten. Aber ich fürchte, es würde sie nur noch rat- und mutloser machen, was sich wiederum katastrophal auf den Linoleumboden in der alten Kaltenbeck-Küche und in weiterer Folge auf mein neues Badezimmer auswirken könnte.

„Der Trainer", führe ich stattdessen aus, als wir klitschnaß die drei Stockwerke zur Baustelle hinaufsteigen, „hockt seit Krampus auf Teneriffa, wo es im Schnitt so viele Tage im Jahr regnet, wie bei uns die Sonne scheint."

„Okay. Dann ruf jetzt, bitte, den Doc an, Kurtl", meint Axel, „weil sonst haben wir spätestens morgen zu Mittag den Arsch ziemlich weit offen!"

Ich pausiere im zweiten Stock. Und will nicht streiten. Aber der Ton gefällt mir nicht.

„Wir?" sage ich. „Wieso wir?"

„Wir!" sagt Ronnie und läßt mich am Treppenabsatz stehen.

8

Und auch der Doc ist nicht mehr, was er einmal war. Das ist mein erster Eindruck. Und der trügt bekanntlich nie.

Als ich vor einem dreiviertel Jahr das letzte Mal zu Gast in seiner Datenzentrale in der Kirchengasse war, goß es draußen zirka so wie heute, und des Gastes allererste Pflicht bestand darin, im Vorzimmer die nassen Straßenschuhe gegen Filzpantoffeln einzutauschen. Sein spiegelblank gewachster Parkettboden ging dem Doc damals noch über alles.

Heute öffnet er grußlos die Wohnunsgtür, deutet stumm und mit verbissener Miene in Richtung Arbeitszimmer und läßt meine Anfrage betreffs des Schuhwerks, mit dem ich in sein Allerheiligstes vordringen darf, ganz einfach unbeantwortet.

Also lasse ich die dreckigen Treter an und folge ihm, kein gutes Gefühl im Magen, vorbei an bis zur Decke gestapelten Magazinen, kriminalistischer Fachliteratur und seiner Video-Sammlung ungekürzter Originalfassungen der übelsten Splatter-Movies der Filmgeschichte, an seine Wirkungsstätte, die beherrscht wird von einem Großrechner mitsamt Großbildmonitor, wie ihn der interessierte Laie eigentlich nur aus amerikanischen Großproduktionen wie zum Beispiel „Apollo 13“ (NASA), „Das Schweigen der Lämmer“ (FBI) oder „Independence Day“ (Pentagon) kennt.

Und als ich dem Doc im fahlen Licht des Monitors ins bleiche Antlitz blicke, ist da noch etwas, das so garnicht zu ihm paßt.

Der Doc hat rote Flecken im Gesicht.

Bei einem Menschen mit normalem Teint würden die vielleicht nicht so auffallen, aber wenn man zum leicht schütteren und streng nach hinten gekämmten schwarzen Haar eine würdevolle Albinoblässe trägt, die daher rührt, daß man das Sonnenlicht haßt und das Haus daher nur nach Einbruch der Abenddämmerung verläßt, springt das viele Rot auf Wangen und Stirn als bedrohliches Anzeichen von Krankheit oder Siechtum ins Auge.

Was hat der Mann? Scharlach? Die Masern? Gürtelrose?

Ich will das Gesprächsklima nicht mit einer besorgten Anfrage über seine Befindlichkeit vergiften, weil ich aus Erfahrung weiß, daß der Doc auf intime Fragen ziemlich unwirsch reagieren kann. Also bewundere ich seinen Gerätepark und erkundige mich mit möglichst viel Ehrfurcht in der Stimme, um wieviel Giga-Byte er denn die Denkleistung seiner Datenzentrale seit meinem letzten Besuch aufgestockt hat.

„Nur unwesentlich, angesichts der anstehenden Aufgaben", sagt er, und damit ist das Thema vom Tisch.

Möglicherweise, denke ich mir, als ich in dem Ohrensessel Platz nehme, den mir der Doc mit einer stummen Geste zuweist, die keine Widerrede duldet, möglicherweise haben diese ungesunden roten Flecken mit meinem Besuch zu tun, dem ein Telefongespräch vorausging, dessen Verlauf mich hätte warnen müssen.

„Servas, Doc", sagte ich vor zirka einer Stunde in das himmelblaue Dach des Chevy.

„Wer spricht?"

„Ostbahn."

„Ahja." Schweigen. „Schön, wieder einmal von dir zu hören. Aber dein Anruf kommt gerade äußerst un- ..."

„Tschuldigen die Störung, Doc, aber es gibt einen Notfall."

Schweigen.

„Hast du schon versucht, den Trainer ...?"

„Der Trainer is auf Urlaub, und außerdem glaub ich nicht, daß er der richtige Mann ..."

„Also gut. Ich höre. Aber mach's kurz. Ich bin, wie gesagt, ziemlich unter ..."

„Okay. Folgendes. Wir haben eine Leiche, der Axel, der Ronnie und ich. Also ich weniger als die zwei. Aber nachdem ich zu ihnen in die Aufhofstraße gefahren bin und die Mumie gesehen hab, im Keller ..."

„Auhofstraße?" unterbrach mich der Doc und wollte auf einmal alles ganz genau wissen. „Welcher Keller? Welche Hausnummer?"

„238", sagte ich.

„238. Auhofstraße 238? Bist du ganz sicher?"

„Ich war persönlich anwesend, Doc, und hab die Leich mit meinen eigenen Augen gesehen. Heut in der Früh, gleich nach dem Aufstehen."

„Wann kannst du da sein?" sagte der Doc und sein Atem

ging plötzlich ruckartig, so als stünde er unter Hochspannung. „Sagen wir in einer Stunde. Aber pünktlich, wenns leicht geht“, drängte er. Und dann hörte ich ihn noch zu sich sagen: „Ich hab's gewußt. Ich hab's immer gewußt!“

Auf der schwarzen Arbeitsfläche neben dem Ohrensessel hat der Doc einen Packen Zeitschriften für mich vorbereitet. Er trippt mit dem fleckenlos bleichen Zeigefinger seiner Rechten auf das oberste Heft des Stapels: ein internationales Modemagazin, auf dessen Titelblatt einer dieser selbsthaftenden gelben Memozetteln klebt. Der Doc hat mit Filzstift jene Seitenzahl notiert, die mich zu interessieren hat.

„Cola oder Tequila?“ fragt er auf dem Weg zur Küche.

„Ein Glasl Wasser, fürn Anfang“, sage ich. Der Doc dreht sich in der Tür um und zieht ungläubig die linke Augenbraue hoch.

„Mineral oder Leitung?“

„Wurscht“, sage ich.

Dann bin ich allein mit dem Dutzend bunter Hefte und weiß eigentlich nicht, warum ich unsere kostbare Zeit mit den Zeitgeistern von 1989 bis '94 verschwenden soll. Das Modemagazin zeigt ab der mir vom Doc ans Herz gelegten Seite 84 stramme Mädel und Buben in kunterbunten Fitness-Outfits. Da werden Räder und Purzelbäume geschlagen, Salti über Bock und Pferd, da wird am Hometrainer geradelt und am Reck der Felgaufschwung geübt. Und alles wäre blitzsauber, harmlos und kerngesund, hätte nicht irgendjemand die kranke Idee gehabt, die Fotomodelle ihre Turnübungen machen zu lassen, während sie paarweise mit Handschellen aneinandergefesselt sind.

Ab Seite 126 eines Lifestyle-Magazins vom März 1990 präsentiert ein Quartett lackhaariger und leichenblaß geschminkter Models unter dem Titel „Edelweiß“, nun ja, ich kann nicht genau sagen was.

Die an die eindringlichen Bergdramen des großen Luis Trenker erinnernden Schwarzweißfotos zeigen die vier bleichen Damen jedenfalls in alpiner Bedrängnis. Sie hängen, hoffnungslos in die Seile ihrer Kletterausrüstung verstrickt und den Blick auf das von Nebelschwaden umwölkte Gipfelkreuz gerichtet, in der Steilwand eines Ehrfurcht gebietenden Felsmassivs. Und das Quartett ist für eine solche Bergtour eindeutig nicht warm genug angezogen. Das derbe Schuhwerk mit den Steigeisen mag ja noch angehen, aber wer zum Gipfelsturm in schwarzen Seidenstrümpfen, Strapsgürtel, Höschen und Büstenhalter aus zarter Spitze antritt, muß ganz einfach mit Problemen rechnen. Und ich meine nicht nur die fingerbreite Laufmasche, die sich eine der vier bleichen Schönen während ihres Aufstiegs zugezogen hat. Ihre Kolleginnen haben die luftige Unterwäsche mit bodenständiger Tracht kombiniert, mit weit dekoltierten Dirndlblusen und äußerst knapp sitzenden Krachledernen, aber auch das Kleinbißchen mehr an bergtauglicher Bekleidung wird sie nicht vor einer ordentlichen Verkühlung, wenn nicht gar einer Lungenentzündung bewahrt haben, falls sie überhaupt je den Weg zurück ins Tal oder zumindest zur nächsten Hütte gefunden haben.

„In dieser Phase eine seiner eindrucksvollsten Arbeiten", platzt der Doc, ein Glas Wasser und eine Dose Diät-Cola in Händen, in meine Überlegungen.

„Kitzsteinhorn?" frage ich, weil mir der Bergesriese auf den Fotos irgendwie bekannt vorkommt.

„Frido Knapp", sagt der Doc und drückt mir das Glas Leitungswasser in die Hand. „Guter Mann. Brilliant. Auf seine Weise. Hat als erster in diesem Land erkannt, daß der Fetischismus die prägende sexuelle Spielart der neunziger Jahre sein wird. Jeder hat seine Obsessionen, Kurt. Aber selten einer versteht es, sie auf einem dermaßen hohen künstlerischen Niveau auszuleben und damit auch noch sehr viel Geld zu machen. Wenn du mich fragst: ein österreichischer Eric Kroll."

Also, ehrlich gesagt, kenn ich mich jetzt nicht mehr aus.

Wenn ich mich recht erinnere, bin ich zum Doc gekommen, um mich wegen einer Leiche im Keller beraten zu lassen, und nicht, um von der künstlerischen Qualität halbnackter Bergsteigerinnen überzeugt zu werden. Aber der Doc läßt mir keine Zeit zum Denken, sondern legt mir das nächste und übernächste Hochglanzmagazin in den Schoß und damit ein weiteres Dutzend bildhübscher Frauen in Bedrängnis. Es wäre gelogen zu behaupten, daß die Bilderflut völlig spurlos an mir vorübergeht. Man ist schließlich nicht aus Stein. Und die Damen auf den Fotos leiden wirklich überzeugend, an den zu hohen Absätzen ihrer Lackschuhe zum Beispiel, an zu engen Korsagen und klemmenden Reißverschlüssen, oder an den bösen Absichten ebenso attraktiv wie unerbittlich wirkender Ladies, die offensichtlich nicht unter der Qual ihrer Bleistiftabsätze ächzen, auch nicht über die strenge Schnürung ihrer Korsetts wehklagen, sondern, ganz im Gegenteil, mit wonnigen Gefühlen in schwarz glänzenden Gewändern, die an ihren Kurven kleben wie eine Wursthaut, durch diese Welt schreiten.

„Als der Knapp damit anfing, zuerst in Zeitschriften und dann in der Werbung, gingen die Feministinnen noch auf die Barrikaden. Aber heute lieben sie ihn", kommentiert der Doc seine kleine Werkschau des Frido Knapp und verbreitert sich dann über „die Dichotomie von Weiblichkeit und Passivität einerseits sowie Männlichkeit und Dominanz andererseits, die das Knapp'sche Werk auf ebenso provokante wie effektive Weise aufgehoben hat, mit dem erstaunlichen Ergebnis, daß sich die moderne Frau durch seine fetischistische Fotografie in ihrer Kreativität, ihrer Stärke und ihrem Selbstvertrauen bestätigt findet".

Schön langsam kommt mir dieser Nachmittag bei Leitungswasser und Brandreden über die gesellschaftsverändernde Kraft des Strumpfbandgürtels ziemlich spanisch vor: Zuerst redet der Doc kein Wort, dann redet er wie ein Buch, und ich weiß immer noch nicht, was Strapse und das Kitzsteinhorn, der Fotokünstler Frido Knapp und die Theorien des rotfleckigen Doktors mit meiner Mumie in der Auhofstraße zu tun haben.

„Und du kennst also diesen Frido persönlich?" unterbreche ich den Doc in seinen Ausführungen. Er starrt mich an, als hätte ich ihn mit brutaler Gewalt von einer Abenteuerreise zu einem fernen Planeten zurück in diese schnöde Welt geholt.

Dann schlurft er wortlos zur Ablage neben seinem Laserdrucker, und wie er da so in seinen Papieren kramt, sieht er aus wie der traurigste Mann der Welt.

„Nix für ungut, Doc", sage ich leise und könnte mich dafür in den Arsch beißen, dem Doktor mit meiner Frage womöglich zu nahe getreten zu sein. Aber andererseits: die Uhr tickt. Axel, Ronnie und die Leiche warten. Und wir haben nicht ewig Zeit.

„Natürlich kenne ich Frido Knapp", sagt der Doc in mein betretenes Schweigen und hält dabei einen Computerausdruck hoch. „Natürlich kenne ich diesen Kretin. Und du kennst ihn auch."

Dann drückt er mir das Blatt Papier in die Hand. Es ist ein Zeitungsausschnitt aus Doktor Trash's unergründlichem Computerarchiv. Ein paar Zeilen Text und darüber ein Foto, das unverkennbar Frido Knapps Handschrift trägt: Ostbahn-Kurti & Die Chefpartie (in ihrer von Legenden umrankten Besetzung mit dem Havlicek-Peperl, Señor Adretti, Sexualberater Horak und Dipl.Ing. Jedelsky) an der chromblitzenden Theke eines Espressos beim Kleinen Braunen mit Weinbrand. Im Vordergrund schleppt eine Serviererin ein mit Bierkrügeln beladenes Tablett nach rechts aus dem Bild. Sie trägt eine Bienenkorbfrisur, aufgeklebte Wimpern, viel zu viel Make-up und ein Lächeln, wie es vielsagender nicht sein könnte. Die vier Augenpaare der Chefpartie haben sich quasi an ihrem prallen Hintern festgesaugt, oder an dem schmalen Streifen nackter weißer Haut, der zwischen Strumpfrand und Rocksaum aufblitzt. Ich selbst, als Chef der Partie, starre selbstredend nicht der Serviererin hinterher, sondern in meine Kaffeetasse. Nachdenklich, wissend, oder ganz einfach nur cool? Wir werden es nie erfahren, denn welche Sprache meine Augen sprechen, bleibt hinter der verspiegelten Sonnenbrille verborgen, und über das Wann, Wo und Warum dieser Fotosession fehlt mir heute jedwede Erinnerung.

„1987. Ein Frühwerk“, weiß der Doc.

„Waren harte Zeiten damals“, sage ich. „Und an den Fotografen kann ich mich beim besten Willen nimmer erinnern. An die Serviererin übrigens auch nicht.“

Der Doc lächelt milde und nimmt das Blatt wieder an sich.

„Du wirst ihn noch kennenlernen. Sehr bald, schätze ich.“

Jetzt ist die Milde aus Docs Lächeln verschwunden und hat einer klirrenden Kälte Platz gemacht.

„Du meinst, ich werd ihn eventuell bald kennenlernen, weil er was mit der Villa in der Auhofstraße zu tun hat?“ frage ich vorsichtig an, und fühle mich in der weichen Polsterung des Ohrensessels gar nicht mehr wohl.

„So ist es, Kurt. Frido Knapp hat in diesem Haus gewohnt. Auhofstraße 238. Er hatte im Keller sein Atelier. Und ich hatte ein Mal die Gelegenheit, mich mit eigenen Augen davon zu überzeugen, worüber damals bereits heftig gemunkelt wurde, nämlich daß in Knapps Atelier nicht nur gearbeitet wird. Ich hab das ein Mal erlebt und danach gewußt, daß sein Spiel mit dem Feuer eines Tages tödlich enden wird. Ich hab es immer gewußt.“

„Verstehe“, sage ich. „Aber die Villa steht leer. Da wohnt niemand. Wo is er hin, dein Frido?“

„Das werden wir herausfinden“, sagt der Doc und geht zu seiner Telefonanlage. Er drückt eine Kurzwahltaste, wartet und legt wieder auf.

„Fünf Minuten“, sagt er.

„Was?“

„Das Taxi. Kommt in fünf Minuten."
„Wo willst du hin?"
„Du hast gesehen, was ich weiß. Jetzt will ich wissen, was du gesehen hast", sagt der Doc, bittet mich mit einer kategorischen Geste, ihm hinaus ins Vorzimmer zu folgen, und dort zieht er sich die Straßenschuhe an.

9

Was Mordhäuser betrifft, fehlt mir eindeutig die Erfahrung, aber wenn ein Haus mit nur einer Leiche schon so wenig einladend, um nicht zu sagen furchteinflößend wirkt, wie muß dann erst das Zuhause eines Serienmörders aussehen, der, sagen wir, zwei Dutzend Opfer in Keller und Garten vergraben hat.

Jetzt, im mattgelben Licht der Straßenlaternen und bei strömendem Regen hat der klobige Kasten, in dem Frido Knapp gewohnt und gewirkt hat, nichts Romantisch-Wagnerianisches mehr, nein, jetzt steht in der Auhofstraße 238 das traute Heim von Tobe Hoopers Kettensägen-Mörder.

Der Bandbus mit Axel und Ronnie an Bord wartet bereits vor dem schmiedeeisernen Gartentor, als der Doc und ich im Taxi vorfahren.

„Ist auf diese Knaben Verlaß?" erkundigt sich der Doc und reicht dem Taxler zwei Hunderter nach vorn.

„Inwiefern?"

„Können sie vertrauliche Informationen für sich behalten, oder muß man damit rechnen, daß sie spätestens zu Mitternacht in der Disco alles ausposaunen, was sie heute gesehen haben?"

Ich überlege kurz, dann sage ich: „Für die Burschen leg ich meine Hand ins Feuer." Viel lieber hätte ich dem Doc aber gesagt: „Du wolltest die beiden unbedingt dabeihaben, deshalb hab ich sie herbestellt, obwohl sie in der Kaltenbeck-

Küche genug Arbeit haben. Also, was soll die blöde Frage, jetzt wo es zu spät ist?“

Ich steige aus, während der Doc auf sein Wechselgeld wartet.

Nach der Taxifahrt von der Kirchengasse heraus nach Hietzing weiß der Doc jedes kleinste Detail über Axel und Ronnie, ihren Auftrag und Fettuccini, ihren Auftraggeber. Er saß die ganze Zeit schweigend neben mir und hielt wie ein Beichtvater den Kopf gesenkt und die Hände im Schoß gefaltet.

Ich meine, ich schätze den Doc. Er ist kompetent. Er ist klug. Er ist in seiner Arbeit gründlich und gewissenhaft. Aber ich weiß nie, wie ich bei ihm dran bin. Der Mann ist kein Teamarbeiter. Und mit notorischen Eigenbrötlern tu ich mir schwer. Da kommt es, vor allem in Stress-Situationen, ziemlich bald zu massiven Problemen. Das weiß ich. Meine Musikanten und der Trainer können Ihnen das bestätigen. Zum Beispiel meine Angst, den Doc mit einer unvorsichtig formulierten Frage aus der Fassung zu bringen. Da halt ich dann also den Mund, obwohl ich natürlich nur zu gern wüßte, was dem Doc seinerzeit in diesem Keller zugestoßen ist, was den Fotokünstler Frido Knapp in seinen Augen zum Kretin macht, wann und weshalb er verschwunden, untergetaucht oder ausgewandert ist und wieso das alles den Doc ganz persönlich und in seinem tiefsten Inneren berührt, was seinem analytischen Geist und methodischen Denken nicht unbedingt zuträglich ist.

„Das Linoleum is draußen“, begrüßt mich Axel und schlägt mit der flachen Hand auf die regennasse Bordwand des Kleintransporters. „Kommt morgen in der Früh auf die Deponie.“

„Super“, sage ich. „Und was is mit den Kacheln?“

Axel und Ronnie haben darauf entweder keine positive Antwort, oder aber es hat ihnen angesichts des Doc, der soeben umständlich aus dem Taxi steigt und gleichzeitig versucht, seinen Regenschirm aufzuspannen, kurzfristig die Sprache verschlagen.

Ronnie räuspert sich, und Axel läßt ein nervöses Hüsteln hören. Dann, nach einer längeren Nachdenkpause, fragt er:

„Und *das* is der Doktor Trash?"

„Wie er leibt und lebt", sage ich. Und weil Axel und Ronnie die Enttäuschung ins Gesicht geschrieben steht, füge ich rasch hinzu: „Er is heute nicht besonders gut drauf. Also reds ihn bitte nicht deppert an."

Das Taxi fährt ab, und der Doc schaut ihm mit sorgenvoller Miene nach, ehe er sich unsicheren Schrittes und an uns vorbei dem Gartentor nähert.

„Hi, Doc", sagt Ronnie und lächelt schief.

„Hallo", sagt Axel. „Ziemliches Sauwetter, was?"

„Abend", sagt der Doc, ohne die beiden eines Blickes zu würdigen. Er schaut in den Vorgarten, dann schweift sein Blick über die düstere Fassade des Mordhauses und verweilt an einem uns unbekannten Punkt.

Die Burschen und ich stehen hinter ihm im Regen und warten, daß was passiert.

„Jawohl. Das ist es", sagt der Doc nach einer halben Ewigkeit.

Damit sagt er uns nix Neues. Aber wir üben uns weiter in Geduld, während uns der Regen übers Gesicht läuft.

„Nicht besonders gut drauf?" raunt Axel seinem Kumpanen zu. „Is der auf Valium, oder was? Wann er in dem Tempo weitermacht, schaffen wir's bis morgen Mittag mit viel Glück bis zur Kellerstiege."

Ich mahne die Burschen mit strengem Blick zur Ruhe.

Die hält nicht lang. Ronnie klappert demonstrativ mit seinen Wagenschlüsseln und Axel murmelt, daß er weder mit noch ohne Schirm vorhat, hier am Gehsteig anzuwachsen, obwohl es mit Schirm um einiges gemütlicher wäre. Doch auch das holt den Doc nicht aus seiner Meditation.

„Vielleicht sollten wir dann schön langsam reingehen", versuche schließlich ich mein Glück.

„Mein lieber Kurt", sagt der Doc, ohne sich nach uns umzudrehen, „wenn man ein Verbrechen aufklären will, sollte man zuerst versuchen, diese Bluttat zu begreifen. Und dazu ist es unablässig, eine Beziehung zum Schauplatz aufzubauen. Dieser Ausbund an Häßlichkeit und architektonischer Selbstüberschätzung, vor dem wir hier stehen, kann uns einiges erzählen über das Wesen und den Charakter der Menschen, die hier leben oder gelebt haben."

Mehr hat uns der Doc im Moment nicht zu sagen. Also traben wir schweigend, die Burschen mit den Schlüsseln voran, der Doc und ich hinterdrein, an der traurigen Silbertanne vorbei durch den Garten und die Kellertreppe hinunter zu dem unterirdischen Turnsaal, in dem Frido Knapp nicht nur fotografisch tätig gewesen ist.

Was ich dem Doc in aller Deutlichkeit sagen muß, ehe es zu spät ist: Ich bin nicht hier, um ein Verbrechen aufzuklären. Dazu fehlt mir erstens die Zeit und zweitens die Lust. Ich will nix anderes, als den Schaden, den Axel und Ronnie angerichtet haben, zu begrenzen. Ich will so schnell wie möglich wieder raus aus dem Kellerloch und dann aber wissen, was getan werden muß, um aus der Schußlinie fetischistischer Fotografen, dubioser italienischer Mokkatrinker oder krankhaft mißtrauischer Kriminalbeamten zu kommen.

Mehr will ich nicht.

Und dann stehen wir in dem kahlen Raum mit den gekalkten Wänden und den drei mit Schutzgittern versehenen Neonröhren an der Decke, und es stinkt immer noch nach kaltem Schweiß und alten Socken, und da sind die Verpackungskartons, die Heizungsrohre, die Stehlampe und die pastellfarbigen Reste der amerikanischen Einbauküche, in die ich mich am Vormittag verliebt hatte.

Nur von dem Loch in der Wand fehlt jede Spur.

„Scheiße", sagt Ronnie.

„Weg“, sagt Axel.

„Das gibt's nicht“, sage ich.

Nur der Doc sagt nix.

Er durchmißt den leeren Raum, blickt sich immer wieder um, fixiert Punkte an Boden, Wand und Decke und tippt dann mit der Spitze seines Regenschirms gegen einen großen dunklen Fleck an der Wand.

„Noch feucht“, sagt er. „Frisch verputzt. Ich vermute, hier ...“

Axel und Ronnie sind vorsichtig nähergetreten, starren ungläubig die Wand an und erklären wild durcheinander, daß dort, wo jetzt ein feuchter Fleck ist, noch vor wenigen Stunden ein Loch in der Mauer war und man durch dieses Loch in eine Nische blicken konnte, in der eine mumifizierte Leiche lag. Sie bestätigen einander, daß sie im Vollbesitz ihrer geistigen Kräfte waren und weder unter dem Einfluß von Alkohol noch von halluzinogenen Drogen standen, als sie heute morgen ihre Entdeckung machten, und daß ich das bezeugen könnte, vor jedem Gericht der Welt.

„So ist es“, sage ich.

„Tatsache ist aber auch“, meint der Doc und stützt sich auf seinen Regenschirm, „daß es kein Loch mehr gibt.“

„Und also auch keine Leiche“, freut sich Ronnie.

„Was die Leiche angeht“, setzt der Doc ungerührt fort, „an deren Existenz ich übrigens keinen Moment gezweifelt habe, sieht die Sache etwas anders aus. Entweder man hat sie in ihrem garnicht kühlen Grab gelassen oder sie wurde aus dem Haus geschafft, ehe man das Loch wieder zugemauert hat. Insofern kommt Ihr freudiger Ausruf möglicherweise zu früh, wenn ich mir die Bemerkung erlauben darf. Es gibt sehr wohl eine Leiche. Nur, wir sehen sie nicht, weil sie entweder hinter dieser Wand verborgen ist oder aber an einen uns unbekannten Ort transportiert wurde.“

„Okay, Doc“, sage ich, „weil wir grad Haarspalterei betreiben: Was soll das mit dem *garnicht kühlen* Grab?“

„Gute Frage", sagt der Doc und schenkt mir den Hauch eines wohlwollenden Lächelns. „Wie du weißt, ist das nicht mein erster Besuch in diesem Haus. Ich kenne die Örtlichkeiten. Und das Kellergewölbe, in dem wir uns befinden, besteht nicht nur aus diesem Raum. Gleich nebenan befindet sich der Heizkeller, eine Tür weiter hatte Knapp seine Dunkelkammer, und am Ende des Ganges befinden sich eine Toilette und zwei kleine Räumlichkeiten, die als Garderoben benutzt wurden. Als du mir den Fundort und den Zustand der Leiche beschrieben hast, wußte ich sofort Bescheid."

„Inwiefern?"

„Ein Leichnam mumifiziert nur dann, wenn er an einem trockenen, heißen Ort ohne Luftzirkulation, also ohne Sauerstoffzufuhr gelagert wird. Zum Beispiel in einer zugemauerten Grabkammer oder in einer Mauernische, die unmittelbar an einen Kaminschacht, den Abzug eines Pizzaofens oder, wie in unserem Fall, an einen Heizkeller grenzt."

„Verstehe", sage ich. „Und was jetzt?"

„Ich brauch bald einmal frische Luft", meldet sich Axel und ist zum zweiten Mal heute ziemlich grün im Gesicht.

„Mir reicht ein Bier", versucht sich Ronnie als Spaßmacher. Ohne durchschlagenden Erfolg.

„Und was jetzt?" wiederholt der Doc gedankenverloren meine Frage, schüttelt dabei betrübt den Kopf und kommt dann zu dem Schluß: „Sieht garnicht gut aus."

Klar, daß ich genau diesen Satz nicht von ihm hören will. Den kenn ich nur zu gut. Irgendwas in der Art von „Keine Leiche, kein Verbrechen, keiner der dir Böses will, kurzum, alles im Lot und alle aus dem Schneider" wär mir lieber. Oder, von mir aus, ein anständiges Loch in der Wand mit einer Mumie dahinter.

Da weiß man wenigstens, was man hat.

10

„Ich will ja nix sagen", sagt der Herr Josef, „aber das gestrige Arbeitsgespräch mit den Kollegen is nicht spurlos an Ihnen vorübergegangen, Herr Kurt. Soll's heut vielleicht kein Fernet sein?"

Nach dem Quell-Poldl zu Mittag macht sich jetzt auch mein zweiter Stammgastronom ernsthaft Sorgen um mein geistiges und körperliches Wohl. Wenn mir sogar der Herr Josef den Fernet verweigert, dann hab ich wirklich ein Problem, das man mir auch ansieht.

Ich ordere zwei Krügeln für meine beiden Mitarbeiter und für mich das traditionelle kleine Bier, aber ohne den ebenso traditionellen großen Magenbitter, und der Herr Josef kommentiert das mit einem wohlwollenden Kopfnicken.

„Und *das* is echt der wirkliche Herr Josef?" raunt mir Axel ins Ohr. „Den hab ich mir ganz anders vorgestellt. Und das *Rallye* auch."

Dichtung und Wahrheit, die Zweite.

Aber ich bin heute schon zu müde, um meinem Bautrupp den Lebensweg des Herrn Josef vom erfolglosen Rallyefahrer und Fremdenlegionär bis zum Espressobesitzer und Scheidungsopfer mit all seinen Wirren nachzuzeichnen. Daß das *Rallye* den traurigen Schlußpunkt einer an Erfolgen nicht eben reichen Karriere bedeutet, das ist selbst für die ahnungslose Laufkundschaft unschwer zu erkennen.

Wäre der Doc nicht sofort und per Taxi heim an seine Datenbank geeilt (nicht ohne den Burschen dringend zu raten, dem *Savoy* und dem dort verkehrenden Fettuccini bis auf Widerruf fernzubleiben), hätten wir heute den langjährigen Besucherrekord gebrochen. Jetzt sind Axel, Ronnie und ich die einzigen Gäste, die auch vorhaben, ihre Zeche zu begleichen. Und am Tisch neben der Bar sitzt der alte Kaiblinger. „Mein derrischer Postler", sagt der Herr Josef immer. Und wenn er nicht aufpaßt wie ein Haftlmacher, dann wird er auch heute wieder beim Schnapsen an den pensionierten Postbeamten dessen gesamte Zeche verlieren.

„Was passiert jetzt mit den Küchenkasteln? Willst du dir die Scheußlichkeiten wirklich in die Küche stellen?" erkundigt sich Axel. Auf Anraten des Doc haben die Burschen (mit meiner tatkräftigen Unterstützung) das Gerümpel aus dem Keller geschafft und in den Bandbus verladen, ihren Job also rechtzeitig, gründlich und gewissenhaft erledigt. Nicht daß sie scharf auf einen Nachfolgeauftrag aus dem Hause Fettuccini wären, die Lust auf Entrümpelungen und dergleichen ist ihnen ziemlich vergangen. Aber wer will zu all den Schrecken und Zores auch noch eine schlechte Nachred?

Apropos Zores. Schweren Herzens teile ich Axel meinen Entschluß mit, angesichts der mysteriösen Vorkommnisse auf meinen amerikanischen Küchentraum zu verzichten.

„Gottseidank", sagt Ronnie.

„Wir haben schon geglaubt, du meinst das ernst mit den grauslichen Kasteln", freut sich Axel. „Hätt ja sein können. Ein akuter Anfall von Geschmacksverirrung, oder so."

„Eh", sage ich.

Dann kommt mein kleines Bier und mit ihm ein weniger kontroversielles Thema.

„Kennts ihr eigentlich den Knapp, den Fotografen, der früher in der Horrorhütte gewohnt hat?" frage ich meine beiden Mitarbeiter.

Alex und Ronnie wechseln bedeutungsvolle Blicke und grinsen extrabreit.

„Logo", sagt Ronnie, „Den kennt doch jeder. Du ned?"

„Ned persönlich. Und selbst das erst seit heut nachmittag."

„Du mußt nur einmal beim Ronnie aufs Klo gehen", sagt Axel, „dann weißt du alles."

Weil ich aber nicht warten will, bis mich das Schicksal eines schönen Tages auf Ronnies Toilette führt, bitte ich um Aufklärung. Während Ronnie nur schmutzig grinst, weiß Axel zu berichten, daß auf Ronnies Klotür ein Poster hängt, das bisher noch keinen Gast, egal ob Mann oder Frau, unbeeindruckt gelassen hat.

„Stell dir vor, du hockst auf dem Scheißhaus und dir gegenüber sitzt lebensgroß eine megageile Blondine am Thron, komplett mit solchen Titten und in den schärfsten Dessous, und die Blondie wirft dir monroemäßig eine Kußhand zu, während ihre Beine mit einem Gartenschlauch an der Klomuschel festgebunden sind. Typisch Knapp halt. Der Typ macht ja nur solche Bilder. Und typisch Ronnie. Weil ich tät mir so ein Poster nicht aufs Häusl hängen", sagt Axel und stößt Ronnie mit dem Ellenbogen an. „Da fallt dir nix mehr ein, gelt, Kurtl?"

Ich könnte den beiden berichten, daß mir dazu sehr wohl was einfällt, nämlich daß seinerzeit, als ich zirka in ihrem Alter war, ein Poster mit einem ähnlichen Motiv so manche Klotür rebellischer junger Männer geschmückt hat. Nur saß damals keine Blondine am Scheißhaus sondern Frank Zappa.

Aber der Herr Josef bringt die beiden Krügel und unterbricht meine Überlegungen über den Wandel von Werten im Wandel der Zeiten, noch bevor ich sie den Burschen mit auf ihren Lebensweg geben kann.

„Apropos", sagt der Herr Josef, „bevor ich vergiß. Einen schönen Gruß soll ich ausrichten, Herr Kurt, von dem Kieberer, wo mir jetzt der Namen nicht einfallt. Er war heut in der Gegend, hat vorn beim *Kaindl* was besorgt fürn Garten und hat dann auf einen Kaffee vorbeigschaut. Sie wissen eh, wen ich mein, von damals, wie das mit dem Rudi war. Er is jetzt in der Renten, hat er gsagt, und richtet der Lebensgefährtin ein bißl das Gartenhäusl her, oben am Schafberg."

„Ahso, der Brunner", sage ich möglichst beiläufig zum Herrn Josef. „Wie geht's ihm denn?"

Und mir sage ich, daß es kein Zufall sein kann, daß der Brunner genau dann wieder in meinem Leben auftaucht, wenn grad eine Leiche verschwunden ist.

11

An der Türschnalle klebt Blut. Frisch und rot.

Eigentlich sollte mich heute nix mehr erschüttern, aber so ganz unbeeindruckt läßt mich der Anblick dann doch nicht. Das Haustor fällt hinter mir mit einem lauten Knall ins Schloß, und ich zucke zusammen, schockfarbene Blitze vor den Augen und eine eiskalte Faust im Nacken. Garnicht zu reden von dem Tumult, der sich im Magen und in den Gedärmen abspielt.

Im Stiegenhaus brennt Licht, und da ist noch mehr Blut. An der Wand neben dem Minutenlichtschalter und auf dem Boden. Der rote Fleck an der Mauer hat eine entfernte Ähnlichkeit mit dem Batman-Logo, aber was sollte der Flattermann ausgerechnet in der Reindorfgasse, der hat in Gotham City alle Hände voll zu tun. Die Blutstropfen auf dem Boden und der Treppe sind zirka so groß wie Fünf-Schilling-Münzen. Ich zähle 17 davon, bis ich im zweiten Stock leises, aber beständiges Fluchen höre und energische Schrubbgeräusche.

Gitti Kaltenbeck kniet neben einem Lavoir mit schäumendem Wasser vor ihrer Wohnungstür reibt mit einem rauhen Waschel einen Blutfleck vom Türstock. Sie hat mir dabei den Rücken zugedreht, aber ich erkenne auch so, daß sie mit einer ziemlichen Wut im Bauch an der Arbeit ist. Arschloch, Hundsgfrast und Saftsack sind die wenigen Ausdrücke, die ich hier schriftlich festhalten kann, der erhebliche Rest ihrer Litanei würde diese Aufzeichnungen in den Bereich der harten Pornografie rücken. Gittis Fluchen korrespondiert so überhaupt nicht mit ihrem zartrosa Bademantel, auf dem viele blaue Elefanten mit sehr großen Ohren fliegen. Ich denk grad drüber nach, ob diese Elefanten Jumbo oder Tumbo heißen, als Gitti den rauhen Waschel in die Emailwanne mit dem leicht schäumenden zartrosa Wasser pfeffert, sich aufrichtet und dabei meiner gewahr wird.

Kein erschrockener Aufschrei, kein panisches Zittern und Beben. Ganz im Gegenteil. Gitti wischt sich bloß mit dem Handrücken eine blonde Strähne aus dem Gesicht, und daß sie dabei türkisfarbene Gummihandschuhe trägt, gibt dieser Geste eine ganz besondere Note.

„Weg is er", sagt sie nur.

Sollte sie den Blutfleck meinen, so kann ich das nicht bestätigen. Der schimmert immer noch, sehr blaß zwar aber unübersehbar, auf dem weißen Türstock.

„Was is'n da passiert?" sage ich.

„Das Arschloch is weg", sagt Gitti und bückt sich nach dem Lavoir.

„Der Walter?" Und weil in mir angesichts des vielen Blutes ein leiser Verdacht hochkommt: „Freiwillig?"

Gitti schaut mich einen Augenblick irgendwie nachdenklich an. Dann lacht sie lauthals.

„Kommst rein auf ein Achtel?" sagt sie und verleiht ihrer überraschenden Einladung Nachdruck, indem sie mit dem Lavoir in Richtung Wohnungstür deutet. Durch die heftige Geste schwappt das schaumige Blutwasser über den Rand auf den Steinboden, was Gitti mit einem knappen „Scheißdreck. Wurscht" kommentiert.

„Naja", sage ich, „ich muß früh ins Bett. Um acht kommt der Installateur."

„Früh ins Bett?" meint Gitti. „Es is halb drei vorbei."

Daß ich nach den Dramen des Tages keine Lust verspüre auf noch ein Drama, und ein solches dürfte sich hier kürzlich zugetragen haben, sage ich nicht dazu. Andererseits: Wozu hat man Nachbarn, wenn man nicht bereit ist, ein Mindestmaß an sozialen Kontakten zu pflegen. Noch dazu in einer Ausnahmesituation wie dieser.

„Ich sag immer: Ein letztes Achtel vorm Schlafengehen hat noch keinem geschadet", sage ich.

„Meine Rede", pflichtet mir Gitti bei. „Aber wir müssen leise sein. Der Kleine schlaft."

Ich lasse ihr mit dem Lavoir den Vortritt und stehe erstmals in der Küche der jungen Kaltenbecks, dem Schauplatz unzähliger nächtlicher Auseinandersetzungen, denen ich in den letzten Wochen akustisch beiwohnen durfte und die heute ein nicht unblutiges Ende gefunden haben.

Und dann bin ich sprachlos.

Denn die im Hause Kaltenbeck herrschende Sauwirtschaft wird überstrahlt vom exakten Ebenbild jenes Küchentraums, den ich am Vormittag gefunden und bereits wenige Stunden später schon wieder verloren habe, dem amerikanischen Einbaumodell in zartestem Pastell.

„Is was?“ erkundigt sich Gitti, die mein Staunen offenbar mißversteht. „Zum Aufräumen war keine Zeit. Aber nimm dir. Und schenk mir noch was nach.“

Auf dem Küchentisch stehen drei Babyflascherln und ein überquellender Aschenbecher, zwei Bouteillen Rotwein und ein halbvolles Glas. Es parkt zwischen einer aufgeschlagenen Illustrierten (Pam Anderson: „Er tut mir weh! Aber ich liebe ihn trotzdem!“) und einem Versandhauskatalog von der Dicke des amtlichen Telefonbuchs.

„Frische Glasln sind da in der Abwasch“, sagt Gitti, die über dem Waschbecken eben ihre Gummihandschuhe abstreift. Die damit verbundenen schmatzenden Geräusche hätten in einer weniger blutigen Situation was durchaus Obszönes. Und die Bilderwelt des Frido Knapp jagt mir in einer schwarzweißen Stampede durch den Kopf, während ich Gitti Kaltenbeck beim Waschbecken ziemlich nahe komme, als ich mir eines ihrer sauberen Weingläser aus der Abwasch fische, aber vorsichtshalber noch einmal nachspüle.

Welche Rolle hätte ihr der Fotokünstler wohl in seinen frivolen Inszenierungen zugedacht? Gitti Kaltenbeck als Lady Godiva, splitternackt bis auf ein Paar schwarze Gummihandschuhe auf dem Rücken eines Araberhengstes? Gitti Kaltenbeck in ihrem Jumbo (Tumbo?)-Bademantel in einem weiß verfliesten Badezimmer auf dem Wannenrand sitzend;

der Mantel klafft vorne weit auseinander und gibt den Blick frei auf ihre üppigen, leicht hängenden Brüste und die nackten Bauchfalten. Sie hält eine Dose Rasierschaum in der einen, ein aufgeklapptes Rasiermesser in der anderen Hand und blickt konzentriert und fest entschlossen an sich hinab auf das Dreieck aus schwarzen Haaren, das jetzt unter weißen Schaumflocken verborgen liegt.

„Schaust ins Narrenkastl oder träumst von heißen Eislutschern?“ höre ich Gittis Stimme, und als ich mich aus meinem leider noch in Bau befindlichen Badezimmer in die Realität der Kaltenbeck-Küche zurückzwinge, sitzt Gitti bereits am Küchentisch und hat sich selber nachgeschenkt.

„War ein harter Tag“, sage ich und setze mich mit meinem Glas ihr gegenüber. Gitti füllt es umgehend und mit geübter Hand mit dem günstigen Roten vom Billa, dem ich schon so manchen üblen Kopfschmerz verdanke. Sie prostet mir zu, mit leicht glasigem Blick und leicht verschwommenem Lächeln, und meint, daß sie ganz genau weiß, was ich meine, aber daß eigentlich nix dagegen spricht, ihn entspannt ausklingen zu lassen, wir hätten doch alles, was man dazu braucht. Und dann bietet sie mir eine *Memphis* an.

Ich verscheuche nur mit Mühe ein neuerliches Knapp-Bild, das Gitti an der Zapfsäule einer BP-Tankstelle zeigt, im Kleppermantel, darunter nix als Strümpfe und Strumpfbandgürtel, und mit dem Anzünden einer Zigarette beschäftigt. Ich erzähle ihr, weil mir in meiner gedanklichen Notlage nix anderes einfällt, daß ich den harten Tag bereits im *Rallye* mit zwei Fernet auf Haus verabschiedet habe, trotz aller guten Vorsätze, nachdem der Herr Josef seinen derrischen Postler heimgeschickt hatte und bald danach auch die Burschen gegangen waren.

Gitti hat vollstes Verständnis.

„Ich kenn mich, und ich kenn meine guten Vorsätze“, spricht sie mir aus der Seele, „aber die zwei treffen sich einmal im Jahr. Am Silvester. Fünf vor zwölfe.“

„Und wie is das jetzt mit dir und dem Walter?“ sage ich, weil ich nahe dran bin, den Boden unter den Füßen zu verlieren, alles dreht sich und alles bewegt sich, und ich mit der Gitti allein in der Kaltenbeck-Küche, das ist eine hochexplosive Mischung, die, eng gesehen, im Fick des Jahres gipfeln könnte, auf lange Sicht aber nur nach hinten losgehen kann.

„Red ma über was anderes“, sagt Gitti und schenkt sich nach, um dann doch über den Walter zu reden, und zwar wie aufgezogen.

Daß der Walter Kaltenbeck, der in Gittis Geschichte ausschließlich als „das Arschloch“ oder „der Häuslratz“ durch die Handlung torkelt, im frühen Morgengrauen das Haus verlassen hat, weil für ihn im ehelichen Zuhause kein Morgenkaffee bereit stand, weiß ich aus eigener und bitterer Erfahrung. Wo und mit wem der Walter dann, in volltrunkenem Zustand, den er für gewöhnlich im ehelichen Doppelbett auszukurieren pflegt, den ganzen gestrigen Tag verbracht hat, weiß niemand so genau. So gegen 20 Uhr jedenfalls, gerade als Gitti Schluß machen wollte und die Mädchen von der Nachtschicht bereits da waren, ist er im *Café Jacky* in der Herklotzgasse aufgetaucht, an Gittis Arbeitsplatz also, dessen schwarz gestrichenes, rot beleuchtetes Portal den müden Wanderer mit sämtlichen Genüssen lockt, die ein Wiener Vorstadtpuff halt so zu bieten hat. In Wahrheit kann das *Jacky* die gegebenen Versprechen nicht einlösen, weil es kein Bordell, sondern bloß eine Tages- und Nachtbar ist, in der sich der Gast zu überhöhten Preisen betrinken kann, das jedoch in der Gesellschaft charmanter Damen wie zum Beispiel Gitti Kaltenbeck. Und wenn es im Séparée jemals zu Intimitäten kommen sollte, dann weiß die Geschäftsführung natürlich nix davon. Die Mädchen haben ihre Anweisungen, wenn sie den Gästen jedoch ihre Sympathie und Zuneigung nicht nur verbal, sondern auch durch den Austausch von Zärtlichkeiten bekunden wollen, dann liegt es im Ermessen der Gäste, darauf mit einer angemessenen monetären Zuwendung zu reagieren. So oder so ähnlich läuft das im *Jacky*.

Der Walter Kaltenbeck war, als er gegen 20 Uhr das Lokal betrat, schon wieder oder noch immer betrunken, forderte von seiner Angetrauten öS 50.000.- sofort und in bar, und drohte lautstark damit, sich auf der Stelle umzubringen, wenn ihm Gitti das Geld nicht umgehend aushändigen sollte. Die konnte drüber nur lachen, weil mit 50 Flocken in der Tasche wär sie längst nicht mehr werktags täglich von 11 bis 20 Uhr im *Jacky*, um sich von gamsigen Rentnern ausgreifen oder von ebensolchen Bürohengsten in der Mittagspause bei, wenn's hoch kommt, einer Flasche Piccolo über deren eheliche Sexflauten ansudern zu lassen. Mit 50 Flocken in der Tasche wäre Gitti Kaltenbeck längst ganz wo anders, über alle Berge nämlich, irgendwo, wo es warm ist und wo die Sonne scheint. Und zwar allein, ohne den Walter und auch ohne den Kleinen, aber um den macht sie sich keine Sorgen, der wäre in einem solchen, ohnehin nicht realistischen Fall, bei ihrer Schwester bestens aufgehoben.

Der Walter Kaltenbeck war mit dieser Absage nicht einverstanden, fing an zu brüllen und zu toben, bis ihn der Geschäftsführer unsanft auf die Straße setzte, weil sich Etablissements wie das *Jacky* mit randalierenden Gästen selbst besser zu helfen wissen als die Funkstreife.

Kurz vor zehn, Gitti hatte den kleinen Kaltenbeck eben ins Bett gebracht, rief der Walter an, von unterwegs, und bat sie in seinem seiernden Tonfall, den sie an ihm noch weniger ausstehen kann wie seine Angewohnheit, vorm Schlafengehen in der Küche ins Waschbecken zu pinkeln, ihm das Nötigste für einen schnellen Abgang einzupacken. Für Erklärungen sei jetzt keine Zeit, nur so viel: Die Scheiße ist am Dampfen. Bis ein Uhr früh kein Lebenszeichen. Dann stand er plötzlich vor der Tür und sah aus, als wäre er unter die Tramway geraten. Blutverschmiert. Cut überm linken Auge, die Nase höchstwahrscheinlich gebrochen, der rechte Eckzahn mit Sicherheit ausgeschlagen. Alles, was der Walter wollte, war eine Packung Papiertaschentücher, seinen gepackten Koffer und sofort abhauen. Mit den kargen Worten: „Ich muß weg!“ Und Gitti stand da, ihr gemeinsames Kind im Arm, und sagte: „Und was wird aus mir? Und aus unserem Kind?“ Aber dem Walter Kaltenbeck ging's nur ums nackte Überleben, und drum sagte er: „Ich ruf dich an. Ich hab ja mein Handy!“

Gitti zündet sich eine *Memphis* an und schaut eine Weile den Rauchkringeln nach, die langsam zur Decke steigen.

„Ich hab ja mein Handy, hat er gesagt“, wiederholt sie leise, dann erlischt schlagartig ihr Interesse an den Wolkenmustern, die der Zigarettenqualm in die dicke Luft der Kaltenbeck-Küche zaubert, sie schaut mich mit zusammengekniffenen Lippen an und sagt: „Das hab ich ihm heuer zu Weihnachten geschenkt, sein verschissenes Handy!“

„Hmm“, sage ich.

Und nach einer längeren Pause, in der ich den letzten Rest vom günstigen Roten in unser beider Gläser gieße und mit mir selbst auf Indianerehrenwort abmache, heute keine Fragen mehr zu stellen und auch keine Knapp-Fotos mehr zuzulassen, sondern nach diesem Schluck das Weite zu suchen, legt Gitti ihre Hand auf die meine und drückt sie sanft.

„Darf ich dich was fragen, was ich dich schon die längste Zeit fragen wollt, Kurtl?“ sagt sie.

„Frag, was du willst“, sage ich und weiß in diesem Augenblick, daß auf mein Indianerehrenwort auch nicht mehr so viel Verlaß ist wie früher.

„Okay. Aber nicht bös sein. Okay?“

„Ausgmacht.“

Gitti drückt umständlich ihre Zigarette aus.

„Wieso wohnst du eigentlich da oben? Ich mein, wieso hast du keine Familie, oder eine Freundin? Versteh mich nicht falsch, aber man kriegt ja unweigerlich mit, was bei den Nachbarn so rennt, oder? Und du bist da oben immer allein. Wieso hast du niemanden? Oder interessiert dich das nicht?"

„Wie meinst das?"

„So wie ich's sag. Ich mein, der Walter hat sich so lang für mich interessiert, bis der Kleine gekommen is. Und seit der Gschrapp auf der Welt is, is bei ihm tote Hose. Der Walter hat mich nimmer angegriffen, ich weiß nicht, seit drei Monaten mindestens. Aber es gibt auch Männer, die interessiert des überhaupt nicht. Die interessieren sich für ganz andere Sachen."

„Zum Beispiel?" sage ich.

Gitti verdreht die Augen und trommelt mit ihren langen blutrot lackierten Fingernägeln auf der Tischplatte.

„Ich hab immer glaubt, mit dir kann man normal reden" sagt sie und streicht sich dann die lästige blonde Strähne aus dem Gesicht, was auch ohne türkisfarbene Gummihandschuhe nicht ohne Reiz ist. „Es is ganz einfach. Bist scharf auf mich oder bist es nicht? Vorhin hast mich einmal angschaut, da hab ich das Gefühl gehabt, du willst mich am liebsten gleich da am Küchentisch niederreißen."

„Ahja?" lüge ich, um gleich drauf von einer videoclipartigen Bildfolge von Knapp-Szenarios mit Gitti Kaltenbeck in der Hauptrolle überrollt zu werden, die mich schließlich zu der wahrheitsgemäßen Aussage zwingen: „Also ganz so war's ned vorhin. Aber ziemlich ähnlich."

„Wie ähnlich? Erzähl", meint Gitti, und ihr Lächeln ist vielversprechender als alles, das ich in den letzten Monaten auf Video und Film, geschweige denn im wahren Leben gesehen habe.

Ihre nackten Zehen klettern schön langsam an meinem Schienbein hoch, und meine rechte Hand will sich soeben unterm Küchentisch auf Erkundungsgang machen, da kräht wie auf Stichwort der jüngste Kaltenbeck im Wohnzimmer.

„Bitte, nein! Muß das sein?" stöhnt Gitti und springt auf. „Er hat momentan die Scheißerei."

„Wie heißt er eigentlich, der Kleine?“ frage ich.
„Walter“, sagt sie. „War nicht meine Idee.“

12

Hasenöhrl Junior trägt einen schwarzen Wintermantel, einen dunkelblauen Anzug aus Schurwolle und zu viel scharfes Rasierwasser. Nachdem er sich in der alten Kaltenbeck-Küche umgesehen hat, macht er ein Gesicht, als wäre sein nächster Termin an diesem regnerischen Vormittag die Beerdigung eines nahen Verwandten.

„Das kostet Zeit, Herr Ostbahn“, sagt er und klopft die gesprungenen Keramikfliesen ab. „Das kostet uns sehr viel Zeit!“

Und mir sehr viel Geld. Auch das steht ihm ins Gesicht geschrieben.

„Haben Sie mit dem Vater nicht besprochen, daß der alte Boden und die Kacheln draußen sind, wenn wir heut anfangen?“ erkundigt sich der Junior, obwohl er es ohnehin ganz genau weiß, weil er und sein Herr Vater gemeinsam die Begehung meines zukünftigen Badezimmers vorgenommen hatten, und der Kostenvoranschlag von beiden Hasenöhrls ausgearbeitet wurde.

Ich sage was von beruflicher Überlastung und kurzfristig angefallenen Verpflichtungen, die mich ins Ausland geführt hätten. Hasenöhrl Junior nickt dazu nur traurig mit dem Kopf, dann berät er sich leise mit dem Professionisten, den er mitgebracht hat, und der schickt den Lehrbuben mit einem Teil der Werkzeugkisten wieder hinunter zum Wagen.

„Jetzt können wir eigentlich garnix machen“, meint er abschließend. Er wird seine Fachkraft mit auf eine andere Baustelle nehmen, einem Wasserrohrbruch in der Clementinengasse, und der Lehrbub wird sich ans Abschlagen der Fliesen machen, und morgen werden wir dann halt weiterschauen.

„Großartig", sage ich.

„Wiederschauen", sagen Hasenöhrl Junior und sein Mitarbeiter und lassen mich an der Stätte meiner Niederlage allein. Zuerst verfluche ich Axel und Ronnie, dann den Mörder aus der Auhofstraße und schließlich den Trainer, weil er nie zur Stelle ist, wenn man ihn braucht und ich mir den Kopf über Dinge zerbrechen muß, die mich im Grunde garnix angehen, und hilflos einem Helfer wie dem Doc ausgeliefert bin, der in diesem Fall offenbar selbst Hilfe braucht.

Zu guter Letzt ziehe ich sämtliche Flüche wieder zurück und verfluche mich selbst. Was können die anderen dafür, daß ich mir ein Badezimmer einbilde, das Bad aber nicht so will, wie ich das gern hätte. Es ist im Grunde wie in der Liebe, die oft eine einseitige Sache ist. Man verknallt sich, verzehrt sich vor Sehnsucht und erkennt oft erst nach langem schwerem Leiden, daß im Leben der Angebeteten kein Platz frei ist für seine großen Gefühle. Alles schon erlebt. Mehrfach. Zuletzt gestern, mit einer amerikanischen Einbauküche.

Dann kommt der Lehrbub wieder, den mir die Firma Hasenöhrl zum Abschlagen der Kaltenbeck-Kacheln dagelassen hat, ein schmächtiges, blasses Bürschchen mit fiebrigen Augen und einem bellenden Dauerhusten.

„Grippe?" sage ich, „wollen Sie ein Aspirin-C?"

„Geht vielleicht ein Tee?" krächzt er und bellt in die vorgehaltene Hand. Der Bursche gehört in den Krankenstand, aber nicht auf meine zugige Baustelle.

„Leider", sage ich. „Kein Warmwasser. Der Boiler is abgehängt."

„Macht nix", sagt er, und nach einem neuerlichen Hustenanfall: „Eine Vitaminbrause wär eh auch super."

Als ich in der Küche stehe und der Tablette dabei zusehe, wie sie sich sprudelnd im Wasserglas auflöst, hupt der himmelblaue Chevy.

Es ist kurz vor neun, und der Doc ist dran.

Er habe verblüffende Neuigkeiten, sagt er mit einer Stimme, die mich vermuten läßt, daß er die ganze Nacht an seinen Denkmaschinen zugebracht hat. Und dabei handelt es sich angeblich um Dinge, die man nicht am Telefon besprechen kann.

„Also: Wann kannst du da sein?"

„Garnicht", sage ich. „Der Hasenöhrl is da, es gibt nix wie Wickel, sein Lehrbub steht kurz vorm Lungeninfarkt, und ich kann unmöglich aus dem Haus."

„Wovon sprichst du?" schnaubt der Doc.

Also erkläre ich ihm meine Notlage, will wissen, worüber man nicht am Telefon sprechen kann, und äußere die dringende Bitte, mich nicht aus dem Haus und in seine Datenzentrale locken zu wollen, wenn die verblüffenden Neuigkeiten aus einem weiteren Satz erotischer Knapp-Fotos bestehen. Unerwähnt lasse ich, was die gestrige Bilderflut meinem Hormonhaushalt angetan hat, daß ich – quasi in Testosteron schwimmend – um ein Haar meine Nachbarin besprungen hätte und der Situation nur ohne gröberen Gesichtsverlust entkommen bin, weil ihr kleiner Sohn krähend nach frischen Windeln verlangt hat.

Der Doc ist unüberhörbar eingeschnappt, aber er spricht noch mit mir.

„Folgendes", sagt er, „der Knapp hat im Oktober letzten Jahres das Haus geräumt, also zu Beginn der Heizperiode. Und ausgezogen ist er, weil sein Mietvertrag ausgelaufen war und von der Gebäudeverwaltung nicht mehr verlängert wurde. Aus verständlichen Gründen."

„Wieso? Hat er den Zins nicht bezahlt?"

„Er hatte im letzten halben Jahr vor seinem Auszug nicht bloß einmal die Polizei im Haus."

„Erzähl", sage ich, weil's endlich interessant wird. Aber der Doc erzählt nicht. Er liefert nur weitere dürre Daten.

„Ab November stand das Haus dann leer. Und seit 1. Februar gibt es einen neuen Eigentümer, die Firma Sordi Gastro Ges.m.b.H., die in Wien, Graz und Salzburg italienische Speiselokale der Luxusklasse betreibt sowie Alleinimporteur von erlesenen italienischen Weinen und vorzüglichem Grappa ist."

„Also zieht jetzt der Herr Sordi ein?"

„Ich schätze: nein", sagt der Doc, und ich höre leisen Spott in seiner Stimme, „denn Herr Sordi, Giancarlo Sordi, ist tot. Er kam im August letzten Jahres bei einem Flugzeugabsturz ums Leben. Seine Privatmaschine stürzte auf dem Flug von Mailand nach Zürich in der Nähe des Como-Sees in ein Waldstück. Die Ursache des Unglücks konnte bis heute nicht restlos geklärt werden. Man vermutet Sabotage."

„Die Mafia?"

„Ich weiß es nicht", tönt es ungeduldig aus dem Chevy. „Und es ist nicht unsere Aufgabe, auch noch dieses Problem zu lösen ..."

Aus der Kaltenbeck-Küche klingt dumpfes Hämmern herüber, ein ähnlich dumpfes Hämmern wie das in meinem Kopf. Aber ich versuche mir nix anmerken zu lassen, auch nicht, daß mir der Doc mit seiner altklugen Art ziemlich auf die Nerven geht.

„Wetten, daß unser Fettuccini mit dem Sordi oder Sordis Erben irgendwie verbandelt ist", sage ich.

„Ein renommiertes Unternehmen wie die Sordi Gastro hat es nicht nötig, seine Mitarbeiter an den Pooltischen dubioser Nachtcafés anzuheuern, würde ich meinen."

„Ahja. Wenn der Fettuccini aber nix damit zu tun hat, warum erzählst du mir das alles? Ich hab momentan wirklich ..."

„Du hörst offenbar nicht genau zu", fällt mir der Doc ins Wort, was ich noch nie leiden konnte und mich um neun Uhr früh sogar ziemlich in Rage bringen kann.

„Ich hör dir zu, Doc. Ich hör dir sogar ganz genau zu. Aber bei dem Wirbel kann es passieren, daß ich den einen oder anderen Beistrich überhört hab. Tut mir echt leid. Also was hab ich falsch verstanden?"

„Ich sagte vorhin, das Haus Auhofstraße 238 hat seit 1. Februar einen neuen Eigentümer."

„Den Herrn Sordi, der letzten August mit dem Flieger abgestürzt ist. Weiß ich. Na und? Wahrscheinlich hat die trauernde Witwe ein paar Mille von ihrem Schweizer Bankkonto abgehoben und die Hietzinger Hütte gleich bar bezahlt, mit dem Schwarzgeld, das der Alte zu Lebzeiten per Privatjet in die Schweiz geschafft hat. So ist das bei vielen italienischen Familien der Brauch", sage ich, weil ich das weiß.

Seit ich einen Kabelanschluß habe, surfe ich in den Fußballpausen immer durch die Kanäle, und auf mindestens einem Sender läuft dann garantiert ein Mafia-Thriller, bei dem viele schwarze Millionen auf Schweizer Konten für Mord und Totschlag sorgen; und fast immer ist eine trauernde Witwe mit im Spiel, die eine große Sonnenbrille aufhat und nach Zürich reist, um die Marie ihres weggesprengten oder von hinten erschossenen Gatten einzusacken, was wiederum ihren jugendlichen Liebhaber freut, der damit in New York ganz groß ins Drogengeschäft einsteigen will, wovon die Witwe aber nichts ahnt und in ihrer blinden Liebe eine Segelyacht oder ein schnittiges Motorboot besteigt, das dann mit einem mords Karacho in die Luft fliegt.

„Und du hast dich nicht gefragt, von wem die Sordi Gastro die Villa gekauft hat? Wer der Eigentümer war, der den Kasten an Frido Knapp vermietet hat?"

„Nein, Doc. Hab ich mich nicht gefragt", sage ich, „aber ich nehme an, du wirst es mir gleich verraten."

Der Doc macht eine dramatische Pause, die deshalb nicht so dramatisch ausfällt, weil nebenan eine Fliese auf den Boden kracht und in tausend Scherben geht.

„Fabian", eröffnet mir der Doc, neben leisem Triumph auch echte Empörung in der Stimme.

„Fabian?" frage ich.

„Ganz recht. *Der* Fabian!"

„Kenn ich nicht."

„Fabian. Brot und Backwaren!“

Meine Verblüffung hält sich in Grenzen, denn zu dem Namen fällt mir nicht mehr ein, als die Brot- und Süßspeisenregale beim Billa. Da gibt es das günstige Toastbrot mit dem großen roten „F“ auf dem Etikett, und da gibt es Fabian-Kokosbusserln, Linzeraugen und Biskuitrouladen. Wäre meine Küche keine Baustelle, hätte ich vielleicht ein Stück Biskuitroulade aus dem Hause Fabian daheim, weil die wirklich saftig und nicht nur mit der üblichen Marillenmarmelade-Füllung erhältlich ist, sondern auch mit Ribisel.

„Und was regt dich dran so auf, daß der Bäckermeister Fabian dem Knapp seinen grauslichen Kasten vermietet hat?“

„Du hast ja keine Ahnung“, sagt der Doc.

„Daran wird sich aber nix ändern, wenn du mir nicht endlich sagst, worum es dir bei der ganzen Geschichte wirklich geht“, sage ich. „Von deinen kryptischen Andeutungen und halbnackerten Fotos kann man nicht leben. Dabei verhungert sogar ein Kapazunder wie der Columbo.“

„Ich hatte bis heute keine Ahnung, daß da eine Verbindung besteht zwischen dem Knapp und Iris, die offenbar bis ins Jahr 1993 zurückreicht, denn damals hat Knapp das Haus von den Fabians gemietet“, sagt der Doc, macht eine kurze Pause und verrät mir dann: „Das hat mich, gelinde gesagt, getroffen wie ein Keulenschlag.“

„Okay, Doc“, sage ich möglichst milde, weil der gute Mann wirklich nicht gut beinander ist. „Jetzt verrat mir nur noch eins: Wer is die Iris?“

„Iris Fabian.“

Schweigen.

„Aha. Und was is die Iris? Die Frau, die Tochter, Adoptiv- oder leiblich, oder vielleicht das Enkerl vom alten Fabian? Was is los, Herrschaftseiten! Ich kenn die ganzen Leut doch nicht, Doc! Also mußt schon du reden!“

„Iris Fabian ...“ setzt der Doc an, bricht wieder ab und nimmt einen neuen Anlauf. „Der Fabian, also der heutige Besitzer der Großbäckerei, die er von seinem Vater übernommen hat, ein alter Familienbetrieb, der Fabian also hat drei Kinder: Clara ist die älteste, ist verheiratet mit einem Schönheitschirurgen und lebt in den USA, in Boston, glaube ich. Dann eben Iris, Iris Fabian, Malerin und Grafikerin, sie illustriert Kinderbücher. Und hat großen Erfolg. Du kennst vielleicht *Iris Igel und Mona Maus*, ihre Bilderbuchreihe für Vorschulkinder?"

„Nicht direkt."

„Kennt heute jedes Kind. Die Abenteuer zweier Nachbarskinder, dem frechen Igelmädchen Iris und ihrer Freundin Mona, der ängstlichen kleinen Maus. Bezaubernd. Ganz reizende Geschichten." Der Doc macht wieder eine Pause. „Und dann kam, mit einigen Jahren Verspätung, nach der Scheidung von seiner ersten Frau und nachdem der alte Fabian seine um zwanzig Jahre jüngere Geliebte geheiratet hatte, der Stefan in die Familie, der späte Stammhalter sozusagen, der irgendwann den Betrieb übernehmen soll, aber, soweit ich weiß, keine wirklichen Ambitionen dazu hat. Er studiert zwar Betriebswirtschaft, sieht aber die Universität ein einziges Mal im Jahr von innen, nämlich zum letztmöglichen Inskriptionstermin."

„Sowas kommt in den besten Familien vor."

„Von Familie kann man bei den Fabians eigentlich seit der Scheidung nicht mehr sprechen. Clara und Iris haben bereits vor Jahren jeden Kontakt zu ihrer Stiefmutter abgebrochen, worauf der alte Fabian seinen beiden Töchtern das Haus verboten hat. Und ihr Stiefbruder Stefan pendelt zwischen den Fronten durchs Leben und liegt seinem neuen Vater auf der Tasche."

„Und diese Iris, was ist mir der?" frage ich den Doc grad heraus, in der Hoffnung eine ebenso präzise Antwort zu bekommen.

„Was soll mit ihr sein?"

„Geht's ihr gut? Zum Beispiel gesundheitlich? Ist sie verliebt, verlobt, verheiratet?“ Zum Beispiel mit Frido Knapp, hätte ich liebend gern hinzugefügt, aber genau das würde dem Doc in seiner derzeitigen Verfassung zu sehr zusetzen, fürchte ich.

„Ich hoffe, es geht ihr gut“, sagt der Doc. „Ich habe schon längere Zeit nichts mehr von ihr gehört. Sie lebt jetzt irgendwo im Waldviertel.“

„Aber wir können jedenfalls festhalten, daß die Leiche im Keller nicht Iris Fabian ist?“ sage ich, und im Chevy ist ein bitteres Lachen zu hören. „War ja nur eine Frage. Aber weil ich grad dabei bin: Können wir weiters festhalten, daß dir Iris Fabian persönlich gut bekannt ist, aber auch dem Frido Knapp? Kann es also sein, daß es auf Grund dieser Konstellation in der Vergangenheit Konflikte gegeben hat, zwischen der Iris, dem Knapp und dir?“

„Darüber möchte ich jetzt nicht sprechen“, sagt der Doc und wechselt ansatzlos das Thema. „Sind deine beiden Mitarbeiter da, dieser Axel und dieser Ronnie?“

„Nein. Wieso?“

„Ich hab drüber nachgedacht. Wir müssen uns vergewissern.“

„Vergewissern?“

„Wir müssen nachsehen, ob die Leiche noch da ist, und wir müssen überprüfen, ob es irgendwelche Anzeichen gibt für das, was ich vermute.“

Der Zustand des Doc übertrifft meine schlimmsten Befürchtungen. Und das sag ich ihm auch:

„Bist du völlig übergeschnappt?“, sage ich. „Ohne mich. Und die Burschen setzen auch keinen Fuß mehr in den beschissenen Keller.“

„Dir ist hoffentlich klar, daß dein Verhalten massiv unsere Ermittlungen behindert“, faucht der Doc aus dem Dach des Chevy.

„Es gibt keine Ermittlungen“, fauche ich zurück. „Nicht mit mir!“

Aber da hat er bereits aufgelegt.

Ich lasse das Dach langsam zurück auf den himmelblauen Chevy sinken, da hupt er gleich wieder. Jetzt ist der junge Herr Axel dran.

„Wir waren grad mit dem ganzen Klumpert auf der Deponie", sagt er. „Und weißt, was wir dort gesehen haben?"

„Keine Ahnung", sage ich. „Vielleicht die Leiche?"

„Nicht ganz", sagt Axel und lacht. „Noch so eine grausliche Küche. Übrigens: Sollen wir jetzt vorbeikommen, wegen der Kacheln? Wir wären grad in der Gegend?"

„Zu spät", sage ich. „Das macht jetzt der Hasenöhrl."

Und da fällt mir auf, daß seit geraumer Zeit keine Fliese lautstark in tausend Scherben gegangen ist, und schau mich um.

Der Lehrbub steht in der Tür. Mit fiebrigen Augen und weit offenem Mund. Er wollte sich offenbar seine Vitamin-Brause holen, aber nicht stören, als er mich am Telefon gesehen hat. Und so hat er meine Gespräche mit anhören müssen und wirkt jetzt völlig verstört.

„Momenterl", sage ich zu Axel, und zu Hasenöhrls Lehrling sage ich: „Da, die Vitamine!"

„Dankschön", sagt er und winkt ab. „Ich geh lieber in die Apotheke. Bin bald wieder da."

„Auch gut", sage ich.

Er hustet und zischt ab.

Und ich weiß genau, er kommt nicht wieder.

13

Meine Suche endet, ehe sie noch richtig begonnen hat.

Im Schutzhaus am Schafberg, einer beliebten und in der warmen Jahreszeit von Alt und Jung gern frequentierten Gaststätte über den Dächern von Wien. Jetzt, Ende Februar, wo das nahe Schafbergbad geschlossen hat und die umliegenden Schrebergarten-Hütten, weil zum Großteil nicht winterfest, unbewohnt sind, hält sich der Zulauf in Grenzen. Im Gastgarten begrüßt mich ein halbes Dutzend Krähen und in der Wirtsstube, hinter der Schank, ein nieselsüchtiger Kellner, den ich hier noch nie zuvor gesehen habe.

Er sei nur die Urlaubsvertretung, stellt er gleich einmal klar, als ich mich nach dem Wirt erkundige, einem langjährigen Bekannten, was die Urlaubsvertretung natürlich nicht wissen kann. „Der Chef is heut noch nicht da. Darf's trotzdem was sein?"

„Weiß noch nicht", sage ich und schau mich um. Zwei alte Damen teilen sich eine Malakofftorte. Zwei Monteure in blitzblauen Overalls trinken weiße Spritzer.

Und Brunner sitzt allein an einem Tisch beim Fenster zum Gastgarten.

„Herr Doktor!" sagt er, stützt sich mit beiden Händen auf der Tischplatte ab, zieht sich kurz von seinem Sessel hoch und will damit offenbar die Einladung aussprechen, bei ihm Platz zu nehmen. „Das is vielleicht eine Überraschung. Gestern erst haben wir über Sie geredet. Da war ich beim *Kaindl* in der Sechshauser Straße und hab beim alten Dings vorbeigeschaut auf einen Kaffee. Wie heißt er? Weinheber? Weinhofer ..."

Jetzt trinkt Brunner Kaffee mit *Scharlachberg*. Und es ist heute nicht sein erster.

„Ich weiß. Der Herr Josef hat mir erzählt", sage ich zu Brunner, setze mich hin und bestell mir bei der Urlaubsvertretung vorsichtshalber ein kleines Bier. „Ich hab gestern auch im Sicherheitsbüro angerufen, aber da war der jüngere Kollege dran, der Skocik ..."

„Ex-Kollege", sagt Brunner und schlägt mit der flachen Hand auf die Tischplatte, daß Kaffeehäferl, Zuckerstreuer, Cognac-Schwenker und Aschenbecher vor ihm klirrend auf- und niederhüpfen. „Ex-Kollege, Herr Doktor. Weil ich bin nämlich seit Jänner im Ruhestand, wie man so schön sagt."

„Weiß ich auch“, sage ich.

„Was Sie ned alles wissen“, sagt Brunner und verzieht das Gesicht zu einem Grinsen, das mit guter Laune nicht einmal ansatzweise was zu tun hat. „Aber sind S' froh, daß Sie nicht mehr wissen.“

Brunner hebt den noblen Schwenker mit dem billigen Weinbrand, prostet mir andeutungsweise zu und leert ihn in einem Zug.

Und wie ich Brunner, dem früh- oder zwangspensionierten, aber in jedem Fall ausrangierten Krimineser so beim Trinken zusehe, fühle ich mich ziemlich alleingelassen. Ich hab den weiten Weg herauf auf den Schafberg gemacht, um mir von einem professionellen Ermittler Trost und Rat spenden zu lassen.

Ich wollte von Brunner eine realistische Einschätzung der Lage, zum Beispiel was die Überlebenschancen von Axel, Ronnie und meiner Wenigkeit betrifft, falls wir durch eine Reihe blöder Zufälle die Kreise der italienischen Mafia gestört haben. Und ich wollte wissen, wie man den Doc davor bewahren kann, im Alleingang und eindeutig nicht im Vollbesitz seiner geistigen Kräfte Ermittlungen anzustellen, die ihn in tödliche Gefahren bringen könnten.

Vor drei Jahren zirka, als Brunner Jagd auf den Schlächter von Sechshaus gemacht hat und sich im Zuge dessen unsere Wege das erste Mal kreuzten, damals hätte ich präzise Auskünfte und tiefe, aus jahrzehntelanger Berufserfahrung genährte Einblicke in die seelischen Abgründe der verbrecherischen Existenz erwarten können. Jetzt aber geht es mir bei Brunner wie beim Doc: Beiden verstellt ein Haufen persönlicher Probleme zur Zeit den klaren, analytischen Blick. Beim Doc hat die Leiche im Keller alte Wunden aufgerissen. Und bei Brunner sind es neue Wunden, die er bereits ab Mittag mit *Scharlachberg* zu kurieren versucht.

Am liebsten würde ich mein Bier austrinken und wieder gehen, aber daheim warten nix als Chaos und Zugluft, und mir fallen ansonsten nur zwei Adressen ein, wo ich mich um diese Tageszeit ungestört alleingelassen fühlen kann, nämlich der *Quell* und das *Rallye*. Aber jetzt gleich wieder raus in den Regen und zurück nach Fünfhaus will ich auch nicht wirklich. Also entscheide ich mich, versuchshalber, für einen kleinen Weinbrand.

„Ich werd Ihnen was sagen, Herr Doktor", sagt Brunner. „Ich sag Ihnen auf den Kopf zu, daß es kein Zufall is, daß Sie grad heut da vorbeikommen. Sie kennen den Wirt, den Tschida Pepi. Hat er mir erzählt. Und Sie kennen auch die Uschi."

„Die Uschi?" Ich kenn nur eine Uschi, und die auch nur von einmal sehen. Sie wohnt in Brunn am Gebirge und war letztes Jahr nach Weihnachten auf Teneriffa auf Urlaub, wo sie dem Trainer ins Auge gesprungen ist, was diesen dann für eine ganze Woche gesundheitlich ziemlich zurückgeworfen hat. Aber das ist eine andere Geschichte.

„*Meine* Uschi. Freilich kennen Sie die Uschi", beharrt Brunner. „Schwester Ursula. Meidlinger Unfall. Seinerzeit. Sie, der alte Wein-, na Sie wissen schon, und ich. Die fesche Oberschwester. Jetzt is sie Stationsschwester auf der zweiten Chirurgischen."

Ich erinnere mich dunkel, wohl weil diesem Tag eine lange Nacht vorangegangen war, an meinen Besuch im Meidlinger Unfallkrankenhaus beim Herrn Josef, der überfallen und niedergeschlagen worden war, und ich erinnere mich, daß Brunner mit Fotos vorbeikam, mit deren Hilfe der Herr Josef den Täter identifizieren konnte. Und ich erinnere mich an eine resolute rothaarige Oberschwester, deren Interesse bald weniger ihrem welken Patienten als dem ermittelnden Brunner galt.

„Sie meinen die hantige Rothaarige damals?" sage ich. „Aber was hat die mit dem Tschida-Peperl zu tun?"

„Nix", sagt Brunner, „aber der Pepi und ich sind gestern ganz lang da verkommen, drüben an der Budel, und deshalb is er heut wahrscheinlich auch noch nicht da. War eine schwere Nacht, Herr Doktor, und das einzig Gscheite, das wir in den fünf Stunden nach Mitternacht besprochen haben, war, daß statistisch gesehen, der Polizist in zweiter Ehe am liebsten eine Krankenschwester heiratet, und die Krankenschwestern wiederum vorzugsweise Kieberer, das aber auch schon in erster Ehe. Is statistisch eine Tatsache. Da gibt's Gemeinsamkeiten und Parallelen im Denken und in der Lebensführung, die bringen unsere zwei Professionen immer wieder zusammen. Ich sag nur: Helfer-Syndrom."

Brunner gibt bei der Urlaubsvertretung per Handzeichen eine Großbestellung auf und beugt sich dann weit zu mir herüber: „Denken S' einmal drüber nach, Herr Doktor."

„Heißt das, Sie und die Schwester Ursula von damals ...?"

„Ich bin seit bald einem Jahr geschieden, Herr Doktor. Wissen Sie das nicht? Nein. Das können Sie garned wissen. Weil so privat haben wir nie miteinander gredt. Ja, ja. Nach 23 Jahren Ehe. Glücklicher Ehe, möcht ich fast sagen, soweit das der Beruf zulaßt. Mein Bub, der Franz, is mittlerweile selber verheiratet. Und dann sowas. War keine leichte Entscheidung. War auch keine leichte Zeit. Das können Sie mir glauben. Weil: jetzt hab ich nix, und die Ex hat alles. Ich wohn bei der Uschi, oder eben da heraußen am Schafberg in ihrem Gartenhäusl. Aber eines sag ich Ihnen, Herr Doktor: Ich wollt nimmer tauschen, für kein Geld auf der Welt. Obwohl natürlich, leicht is es nicht. Für die Uschi, mein ich jetzt. Sie arbeitet, ich hock den ganzen Tag daheim herum. Ich bin ja nicht krank, mir fehlt ja nix. Aber ich komm mir trotzdem vor wie ein Pflegefall. Und das muß die Frau erst einmal aushalten. Kommt vom Dienst nach Haus, und da sitzt ein Grantscherm, dem die Decken am Kopf fallt. Sowas belastet die beste Beziehung, Herr Doktor. Eine Hantige, haben Sie vorhin gesagt. Ich sag Ihnen: Sie haben ja keine Ahnung."

Die Urlaubsvertretung kommt mit einer Flasche *Scharlachberg* an den Tisch.

„Ob uns der weiterbringt?“ sage ich.

„Kommt drauf an“, meint Brunner, und mit seinem Schmunzeln kommt etwas von der alten Schläue wieder, auf die ich anfangs vergeblich gehofft hatte. „Sie sind ja sicher ned nur zum Plaudern da. Also, was fallt an, Herr Doktor?“

„Schwer zu sagen“, sage ich, als er uns beiden einen ordentlichen Weinbrand einschenkt, und dann erzähle ich ihm, was gestern früh mit dem Mumienfund begonnen hat und vorläufig in der schwachsinnigen Idee des Doc gipfelt, noch einmal in den Keller hinabzusteigen und nach der verschwundenen Leiche zu suchen.

„Und wann's nur nach mir gehen würd“, sage ich abschließend, „dann hätt ich jetzt gern meinen Frieden. Ich muß mich um den Hasenöhrl kümmern und um mein Badezimmer und um meine Tournee.“

„Für ihren Frieden bin ich ned zuständig“, sagt Brunner, „und für den erheblichen Rest de facto auch nimmer. Aber eines muß ich Ihnen schon sagen, Herr Doktor: Sie haben ein ganz besonderes Talent. Sie geraten immer an die Richtigen!“

„Inwiefern?“

„Zum Beispiel ihr Fotogenie, dieser Bruno Knapp.“

„Frido.“

„Wurscht“, sagt Brunner und nimmt einen kräftigen Schluck.

Und dann überrascht er mich mit Wissenswertem über Frido Knapp, das der Doc entweder nicht weiß oder aber bisher aus unerfindlichen Gründen für sich behalten hat.

Irgendwann im Vorjahr, so genau weiß das der Brunner nicht, weil er mit den ersten beiden Kapiteln von Frido Knapps Kriminalgeschichte nicht persönlich befaßt war, sind beim Suchtgiftdezernat des Sicherheitsbüros zwei anonyme Anzeigen eingegangen, die den international erfolgreichen Fotografen schwer belastet haben. Knapp hätte von seinen zahlreichen Auslandsreisen immer wieder illegale

Drogen wie Kokain, Amphetamine und Extasy („Die schnellen Sachen halt“, Brunner) nach Österreich geschmuggelt und sie hier nicht nur selbst konsumiert und an seinen großen Freundeskreis weitergegeben, sondern auch über Kleindealer in den Verkauf gebracht, vorzugsweise bei exklusiven Clubbings und sogenannten „Rave“-Parties, die man, laut Brunners Einschätzung, in nüchternem Zustand keine fünf Minuten ohne geistige Dauerschäden überstehen kann. Weshalb sich das fachkundige Publikum präventiv die Birne vollknallt mit hochmodernen pharmazeutischen Produkten, welche die Drogenfahnder weltweit vor schier unlösbare Probleme stellen.

Brunners Kollegen vom Suchtgift waren jedenfalls dankbar für die anonymen Hinweise, reagierten aber zu übereilt und unüberlegt. Bei einer Befragung am Wiener Flughafen – Frido Knapp kam von einer Ausstellungseröffnung in London – wies der kontroversielle aber unbescholtene Fotokünstler die gegen ihn erhobenen Vorwürfe entrüstet von sich. Die Durchsuchung seines Reisegepäcks verlief ebenso negativ wie die seines Domizils in der Auhofstraße. Und da es für eine langfristige Observierung weder die Geldmittel noch ausreichende Gründe gab, wurde die Causa Frido Knapp als einer von vielen Fehlschlägen zu den Akten gelegt. Der Künstler selbst tat die anonymen Anzeigen als Versuch der Wiener Neidgenossenschaft ab, seinen tadellosen Ruf in der Branche zu ruinieren und ihm beruflich das Genick zu brechen.

Die dritte Anzeige gegen Frido Knapp innerhalb eines Jahres war dann nicht anonym und auch nicht an das Drogendezernat gerichtet, sondern kam von den Eltern einer 17jährigen Mittelschülerin, Bekannte von Brunners Ex-Frau, die sich direkt an Brunner wandten, weil die Sache höchst heikel war, großes Fingerspitzengefühl erforderte und man mit Brunners absoluter Diskretion rechnen konnte.

„Die Eltern wollten, daß ich dem Knapp das Handwerk

leg", erzählt Brunner. „Ich hab den Burschen damals ja noch nicht gekannt. Also sag ich zu den Eltern: Leuteln, sag ich, immer schön langsam und der Reihe nach. Und wie sie sich halbwegs beruhigt haben und ein vernünftiges Reden möglich war, weiß ich bald schon ein bißl mehr über den Herrn Knapp und sein Handwerk. Daß er sich zum Beispiel bei diesen Ravings und Clubbings, und wie das alles heißt, junge Hasen aufreißt, zu sich nach Haus abschleppt und ihnen sein Fotoalbum zeigt, wenn sie noch nicht restlos überzeugt sind, daß sie mit ihm in die Harpfen springen wollen. So auch geschehen bei der Tochter von den Dings. Na, was soll ich Ihnen sagen: Die Kleine is natürlich Feuer und Flamme und gleich unsterblich verliebt in den großen, weltberühmten Fotografen. Und sie wird ihn begleiten auf seinen Reisen, nach Paris und nach Amsterdam, und er wird sie ganz groß rausbringen, als Fotomodell, weil sie ein Naturtalent is und seine Muse und was weiß der Kuckuck. Na, und was passiert drei Wochen später? Was glauben Sie, Herr Doktor?"

„Keine Ahnung", sage ich. „Sie reißt aus von daheim und wirft sich dem Knapp an den Hals. Aber der hat schon fünfzehn andere Hasen, mit denen er nach Paris oder Amsterdam fliegen kann, und daraufhin ..."

„... will sie sich von der Kennedybrücke stürzen?" fällt mir Brunner lachend ins Wort. „Nein, Herr Doktor, so romantisch is die Welt nicht einmal mehr im Kino. Drei Wochen nachdem sie den Knapp kennengelernt hat, finden sie die Eltern am Montag zeitig in der Früh vor der eigenen Haustür draußen in Liesing. Vollgepumpt mit allem, was der liebe Gott verboten hat. Dazu muß man sagen: Die Kleine is kein Waserl, die is eine verrückte Henn und hat ihre Eltern schon allerhand anschauen lassen. Aber in einem solchen Zustand haben sie das Fräulein Tochter noch nie erlebt. Sie wollte übers Wochenende mit einer Schulfreundin ins Burgenland, hat sie ihren Eltern erzählt. In Wahrheit war sie von Freitag abend bis Montag in der Früh beim Knapp in der Auhofstraße. Große Privat-Party. Rambazamba. In ihrem Dusel und ihrem Drogentaumel erzählt sie der Mutter dann so wirre, haarsträubende Geschichten, daß der guten Frau die Grausbirnen aufsteigen. Und wie sie die Kleine zum Ausnüchtern unter die kalte Dusche stellt, sieht sie, daß ihr Kind am ganzen Körper blaue Flecken hat, Abschürfungen und blutige Kratzer. Und da weiß sie, daß die Geschichten nicht nur daherphantasiert waren. Genügt es Ihnen, wann ich sag, daß der Kleinen an dem Party-Wochenende bei ihrem Freund Knapp mindestens ein halbes Dutzend Mal Gewalt angetan wurde, von Männern und von Frauen, mit Sexualbehelfen aller Art, aber auch mit Haushaltsgeräten und so ziemlich allem, was Sie bei einem halbwegs gut sortierten Haushalt im Gemüsefach vom Eiskasten finden?“

Brunner schaut mich an, dann auf sein leeres Glas und schiebt es mit einer entschiedenen Geste weit von sich an den Tischrand. Offenbar hat er soeben eine Entscheidung getroffen, was ihn und den *Scharlachberg* betrifft.

„Und wieso sitzt der Knapp dann jetzt nicht im Häfen, sondern is irgendwohin verschwunden?“ frage ich, weil Brunner nur sinnierend dasitzt und keine Anstalten macht, seinen Knapp-Bericht zu Ende zu bringen.

„Hörensagen, Herr Doktor“, sagt er endlich und zündet sich eine *Marlboro* an. „Hörensagen. Wie ich am nächsten Tag mit dem Opfer, also der Tochter, persönlich red, ist natürlich kein Wort von dem wahr, was die Eltern ausgesagt haben. Der Knapp hat ihr noch nie was angetan, im Gegenteil, alles was an dem Wochenende passiert is, hat sie aus freien Stücken gemacht. Blaue Flecken kommen halt vor, wenn man leidenschaftlichen Sex hat, blutige Kratzer detto, und außerdem hat sie sich mit Fridos Katze angelegt, einem richtigen Luder, das jedem die Krallen zeigt, der ihr zu nah kommt. Und dann jammert mir die Kleine stundenlang vor, daß ihr Frido der liebste, tollste und sensibelste Mann auf Gottes Erdboden ist, ihre Eltern aber gegen diese große

Liebe sind und mit allen erdenklichen Tricks versuchen, die Beziehung zu unterbinden. Bei einer solchen Sachlage können Sie sich brausen, Herr Doktor. Da können die Eltern erzählen, was sie wollen. Sie waren nicht dabei, sie haben es nicht gesehen. Alles was sie wissen, hat ihnen das Fräulein Tochter im Delirium erzählt und kann sich nachher an nix mehr erinnern. Hörensagen. Und auch wenn jedes Wort wahr wäre, können sie sich die Aussage aufs Häusl hängen und damit den Arsch auswischen. So schaut's aus."

„Verstehe", sage ich, „Aber ich hab so den Verdacht, das is noch nicht alles. Sie haben sich den Frido Knapp nicht zufällig doch aus nächster Nähe angeschaut?"

„Obwohl ich absolut nix gegen ihn in der Hand hab?" sagt Brunner mit einem verschwörerischen Grinsen.

„Das konnte er ja nicht wissen. Also waren Sie bei ihm oder nicht?"

„Freilich war ich. Aber es is nicht so gelaufen, wie Sie sich das vorstellen, Herr Doktor. Es rennt meistens nicht so. Außer beim Derrick und beim Alten. Der Knapp is ein wiffer Bursch. Freundlich, smart, und mit Augen so kalt wie ein toter Fisch. Der hat mir in zwanzig Minuten die Welt erklärt, und dann bin ich wieder gegangen."

„Und?"

„Wenn Ihnen jemand frisch und frei erklärt, daß er süchtig ist, sexsüchtig, ein Sexomane, wie man sagt, und alle drei, vier Wochen solche Parties schmeißt für intime Freunde und Gleichgesinnte, weil er das braucht fürs seelische Gleichgewicht und für seine künstlerische Inspiration, was wollen Sie den noch fragen über 17jährige Schulmädchen, die sich von ihm und seiner Clique durchpudern lassen, weil er für sie das Tor zur großen weiten Welt aufgestoßen hat? Typen wie der Knapp wissen auf solche Fragen mindestens fünfzehn Antworten und die sind alle diesseits der Legalität. Nur ein einziges Mal hat er für einen Augenblick nicht weiter gewußt im Text, und zwar, wie ich ihn nach seiner Katze gefragt hab."

„Weil er nämlich keine Katze hat", sage ich.

„Ganz genau so is es, Herr Doktor. Aber daraus kann man keinem Menschen in diesem Land einen Strick drehen. Was mich aber brennend interessieren würd, ist, was ihr Computerfreund seinerzeit beim Knapp erlebt hat, dieser Doktor ..."

„Trash", helfe ich ihm aus.

„Dresch? So muß ich auch ned heißen. Da is mir Brunner lieber. Und der is ein wirklicher Doktor?"

„Der Doc? Keine Ahnung. Da müßten wir den Trainer fragen. Aber der kommt erst am Samstag zurück aus dem Urlaub."

„Des is morgen, gelt? Seit ich in der Renten bin, bin ich sowas von aus der Zeit."

Brunner lacht unsicher. Er wirft einen Blick auf die Flasche *Scharlachberg*, die nun schon seit geraumer Zeit ungenützt zwischen uns auf dem Tisch steht.

„Übermorgen", sage ich. „Heut is erst Donnerstag."

Brunner nickt. Dann schiebt er auch die Flasche an den Tischrand, wo bereits sein Schwenker auf den Abtransport wartet.

„Wie wär's mit einem Kaffee?" sagt er dann. „Wir müssen frisch bleiben. Wir haben heute noch ein volles Programm."

„Wir?"

„Ihr Computer-Doktor galoppiert zwar in die falsche Richtung, wenn er den Knapp für einen Mörder hält, der sein Opfer im eigenen Keller einmauern würde, aber er hat natürlich recht, wann er sagt, daß man nachschauen muß, ob die Leiche noch da ist."

„Sie meinen ..."

Ohne meinen zustimmenden Bescheid abzuwarten, ordert Brunner zwei große Mokka. Und ich bin ehrlich erschüttert, daß ich mich erst von seinen Knapp-News gefangennehmen lassen muß, um dann auch aus seinem Munde nichts Vernünftigeres zu hören, als das Remake von Doktor Trash's Schwachsinnsidee.

Brunner sieht mir meine Verzweiflung an.

„Damit wir uns nicht falsch verstehen", sagt er, „selbstverständlich werden weder Sie noch ich noch ihr Doktor Dings im Keller nachschauen gehen. Das machen Leute vom Fach. Darum kümmer ich mich gleich. Wir schauen uns inzwischen diesen Italiener an, den Ravioli, oder wie der heißt."

„Fettuccini", sage ich, „aber das ist nicht sein richtiger Name."

„Wurscht", sagt Brunner. „Wenn er mit dem Verschwinden der Leich zu tun hat, dann hat er gestern möglicherweise beobachtet, wie Sie das zweite Mal die Villa besucht haben. Und möglicherweise werd ich heute beobachten können, wie er reagiert, wenn er sie plötzlich in dem Billard-Cafè wiedersieht, im Dings ..."

„*Savoy*. Aber wenn er mich gestern nicht beobachtet hat?"

„Dann spielen wir das Spiel gleich noch einmal. Mit ihren zwei Spezialisten. Tommy und Alex."

„Ronnie und Axel", sage ich und werde den leisen Verdacht nicht los, daß Brunners frühzeitige Versetzung in den Ruhestand eventuell mit einer leichten Störung seines Kurzzeitgedächtnisses in Zusammenhang stehen könnte. Aber da ist andererseits dieser neu entflammte Enthusiasmus in seinen Augen, als er seinen Schlachtplan für unseren Abend im *Savoy* entwickelt, und ich will ihn auch nicht enttäuschen, indem ich jetzt abplanke, ihm sage, es sei nix gewesen und mich ganz einfach wieder verdrücke.

„Die Uschi hat heut Nachtdienst, und mir wär eh fad daheim", sagt er und trinkt seinen großen Mokka ex. „Jetzt muß ich schnell telefonieren. Wie war die genaue Adress, haben Sie gesagt, Herr Doktor?

„Vom *Savoy*?"

„Vom Knapp seiner Villa."

„Aufhofstraße 238."

„238. Ahja, richtig", sagt Brunner und geht telefonieren.

14

21 Uhr 38.

Ich hab noch zwei Minuten.

Dann werde ich das *Savoy* betreten, wie der Kurtl das *Savoy* betreten würde, wenn er mit Alex und Ronnie zum Poolspielen verabredet ist.

Im Schaukasten neben der Eingangstür kann ich in der Wartezeit nachlesen, daß heute, Donnerstag, „Caipirinha-Night" ist, was bedeutet, daß man sich zum halben Preis mit brasilianischem Zuckerrohrschnaps abdichten kann. Im *Savoy* hat jeder Tag der Woche sein eigenes hochprozentiges Motto. Am Montag heißt es „Viva! Tequila!", dienstags dann „Bourbon Street", am Mittwoch „One More Vodka For The Road". Axel und Ronnie schätzen ganz besonders den Freitag. Da darf nach der Devise „Whammer Slammer" zum Halbpreis dem Sturztrunk gefrönt werden. Und auch der Samstag, sagen sie, wäre nicht ohne, da würden nämlich Cocktailvariationen wie „Penis Colada" oder „Bloody Harry" für ziemliche Ausgelassenheit vor allem unter den jungen weiblichen Gästen sorgen.

Der Schaukasten neben dem Entrée ist eigentlich der einzige Hinweis darauf, daß das *Savoy* einstmals als *der* Filmpalast im Herzen von Hernals galt. Das ist schon viele Jahrzehnte her, und in seinen letzten Kinojahren versorgte das *Savoy* sein dahinschwindendes Publikum mit einem Non-Stop-Programm aus cineastischen Perlen wie „Schamlose Lippen" oder „Die geilen Hengste von Schloß Tittenburg".

Ein findiger Kopf hat schließlich das Foyer zur Musikbar und den Zuschauerraum zur Poolhalle erklärt, was jungen Menschen wie Axel und Ronnie sicherlich mehr Freude macht, als noch ein Drogerie- oder Supermarkt in den würdigen Räumlichkeiten eines ehemaligen Lichtspieltheaters.

21 Uhr 40.

Ich betrete das *Savoy*, wie der Kurtl das *Savoy* betreten

würde, wenn er mit Axel und Ronnie eine Verabredung zum Poolspielen hätte, aber zwanzig Minuten zu früh dran ist.

„Caipirinha Night" lautet zwar das getränketechnische Motto des Abends, auf die musikalische Gestaltung hat das jedoch leider keinen Einfluß. Ich hätte mir Antonio Carlos Jobim gewünscht, oder was Frühes von Gilberto Gil, und natürlich Astrud Gilberto. Aber als ich mich an der Bar einparke, zersägt eine Gitarre soeben „Somewhere Over The Rainbow" in viele kleine Stücke, und eine weibliche Stimme kreischt dazu, als würde ihr dasselbe Schicksal zuteil.

Durch den Spiegel hinter der Bar sehe ich Brunner allein an einem Tisch sitzen, von dem aus er sowohl die Pooltische im ehemaligen Zuschauerraum überblicken kann als auch das Geschehen an der Theke.

Er hat sich extra was Legeres angezogen, um unter dem jungen Publikum nicht unangenehm aufzufallen. Aber mit seinem schwarzen Rollkragenpulli und der rehbraunen Rauhlederjacke sieht er erst recht aus wie ein verdeckter Ermittler.

Vor ihm steht eine Tasse Kaffee. Koffeinfrei, hat er mir bereits vorhin angekündigt. Wegen der Pumpe. Und er hat zwei Asprin geschluckt, wegen des leisen Kopfschmerzes, der sich vermutlich deshalb angesagt hat, weil der Körper nur verstört und verstimmt reagieren kann, wenn ihm völlig überraschend und ohne Vorwarnung der *Scharlachberg* entzogen wird.

Vielleicht liegt es am grauslichen Wetter oder an den Berührungsängsten der Wiener Jugend mit der brasilianischen Trinkkultur, jedenfalls wollen heute nicht wirklich viele Menschen den Caipirinha zum halben Preis verkosten. Ich schau mich um an der Bar und zähle genau fünf.

Ein frisch verliebtes Paar stößt soeben mit dem Cocktail des Abends an. Der Muskulöse mit der Stoppelglatze kneift dabei dem Zarten mit den silbernen Adonislocken und der silbernen Plastikhose in den Zwetschkenhintern. Und beide lachen ausgelassen, ehe sie nippen. Zwei Mädchen, die aussehen, als wären sie heute mit der Zeitmaschine aus dem Sommer 1967 angereist, diskutieren mit einem in dekoratives Schwarz gehüllten Pessimisten über den nahenden Weltuntergang. Er macht dabei ein Gesicht, als wüßte er nicht nur das Wie und Warum, sondern auch das genaue Datum, während die beiden Blumenkinder an der Allmacht der Liebe festhalten, weil die auch mit diesem Problem termingerecht fertig werden wird.

Von einem Fettuccini, auf den Axels und Ronnies Beschreibung paßt, ist weit und breit nix zu sehen.

21 Uhr 52.

Ich bestelle mir ein alkoholfreies Bier und schließe mit mir Wetten ab, welches der beiden Blumenkinder dem Zweckpessimisten ins Netz gehen wird.

Die Wetten stehen 9:1 für die pummelige Hennahaarige mit dem fürsorglichen Blick, als der Fettuccini kommt. Das muß er sein. Er zieht seinen klitschnassen Anorak aus, ist dick und um die Dreißig. In den Mafiafilmen wäre er für eine kleine aber feine Rolle geradezu prädestiniert: der stumme Diener seines Herrn, dem man die längste Zeit eigentlich garnix zutraut, bis er sich in einer nächtlichen Szene im Alfa Romeo seines Chefs vor einer romantischen Trattoria einschleift, eine Maschinenpistole aus dem Kofferraum holt, durch die Scheiben des Lokals seinen gepflegten älteren Herrn und Brötchengeber, der am Fensterplatz mit einer hübschen Blondine zu Abend ißt, über den Haufen schießt, danach die MP wieder in den Kofferraum packt und davonfährt. Und das alles, ohne eine Miene zu verziehen.

Jetzt weiß ich wieder, was ich Brunner fragen wollte, als er mir und den Burschen seine Rolle bei unserer Operation erklärt hat. Ich wollte Brunner fragen, ob er bei seiner Pensionierung nur seine Dienstmarke abgegeben hat oder auch seine Dienstwaffe. Und ob er mit dieser Waffe im Bedarfsfall auch umgehen kann.

Aber jetzt ist es zu spät.

Jetzt sitzt Fettucini an der Bar und bestellt einen kleinen Espresso und ein Glas Soda.

22 Uhr 07.

Der apokalyptische Dreier bezahlt und geht. Wo die Weltuntergangsdebatte fortgesetzt wird und ob ihr missionarischer Eifer die fürsorgliche Pummelige direkt ins Bett ihres weltverdrossenen Gesprächspartners führen wird, werd ich nie erfahren. Und es ist auch nicht mehr so wichtig. Was zählt und mir den Angstschweiß aus den Poren treibt, ist die Tatsache, daß mich nun, nach dem Abgang des Trios, nur noch fünf leere Barhocker von Fettuccini trennen. Der Dicke schickt den vielleicht gerade noch rechtzeitig das Weite suchenden Gästen einen gleichgültigen Blick hinterher, schaut dann ebenso ausdruckslos zu mir herüber und macht einen Schluck von seinem Sodawasser.

Er hat mich gesehen und hat keine Miene verzogen. Aber was sagt das schon. Wer seinen Boß beim Abendessen erschießen kann, der erledigt einen gramgebeugten Musikanten meiner Statur mit links vor dem Frühstück.

22 Uhr 18.

Brunner war kurz telefonieren. Jetzt setzt er sich wieder an seinen Tisch und bestellt noch eine koffeinfreie Melange.

Fettuccini hat in den vergangenen Minuten mit dem Mädchen hinter der Bar geredet. Ich weiß nicht worüber. Aber ich kann's mir denken. Denn jetzt stellt sie ihm den nächsten kleinen Espresso hin und Fettuccini sagt „Grazie" oder „Thank You" oder „Dankschön".

Wenn alles auch weiterhin nach Plan läuft, werden in wenigen Augenblicken Axel und Ronnie hereinkommen, wie sie immer hereinkommen, wenn sie im *Savoy* ein Paar Partien Pool spielen wollen.

Der Instrumentenbus parkt gleich um die Ecke, und die beiden sind seit Beginn der Operation mit funktionstüchtigem Handy in Bereitschaft. Brunner hat ihnen ihre Aufgabe klar umrissen: reinkommen, einen der Pooltische in Barnähe anpeilen, Billiardspielen und Biertrinken, letzteres heute ausnahmsweise aber mit Maßen.

Fettuccini kippt den kleinen Espresso mit einer Grazie, wie das nur der Italiener kann.

22 Uhr 20.

Axel und Ronnie machen das ganz gut. Sie schlendern, vielleicht eine Spur zu entspannt und gemächlich, an der Bar vorbei zu den Pooltischen und aus meinem Blickfeld. Ich müßte mich umdrehen, um sehen zu können, was sie dort machen. Ich vermute, sie ziehen ihre regennassen Jacken aus und verlangen nach zwei Krügeln.

Fettuccini hat das Kommen der beiden nicht registriert. Als sie hinter seinem Rücken die Bar passiert haben, hat er wiederum mit dem Mädchen hinter der Theke geredet. Auch jetzt kann ich mir denken worüber.

Plötzlich knöpft er sein olivgrünes Sakko auf, streckt sich durch, wie jemand, dem vom vielen Sitzen das Kreuz weh tut, und greift dann ganz langsam in die linke Brusttasche seiner Jacke.

22 Uhr 21.

Ich glaub ja, so ein Blutbad ist schneller angerichtet, als sich unsereins das vorstellen kann.

Mit der Geschmeidigkeit und tödlichen Präzision eines Pumas fährt der Dicke auf seinem Barhocker herum, zieht gleichzeitig und mit atemberaubendem Tempo zwei großkalibrige Pistolen aus seinen Schulterhalftern und feuert abgezählte dreiundzwanzig Schuß auf Axel und Ronnie ab. Die Burschen tanzen in dem Kugelhagel einen bizarren Totentanz, und noch ehe sie leblos auf dem grünen Filz ihres Pooltisches zu liegen kommen, spüre ich glühend heiß die Mündung von Fettuccinis Mordwerkzeug an meiner rechten Schläfe. Die letzte Kugel hat er für mich aufgehoben. „Who the fuck is Ostbahn-Kurti?“ sagt er. Aber ich kann mich auch irren, denn sein Englisch ist mehr als dürftig. Dann drückt er ab und bläst mir einen Tunnel durchs Hirn, und ich fliege in Superzeitlupe vom Hocker und gegen die Theke und durch die Luft, und tausend Gedanken jagen durch meinen Kopf, als hätten sie es wahnsinnig eilig, weil meine Zeit gleich um ist, aber ganz viele Dinge unerledigt geblieben sind; die Sache mit Susi zum Beispiel, damals noch in Simmering; und die Sache mit meinem ersten Satz Mundharmonikas, die ich beim alten Herrn Hofstätter in der Favoritenstraße habe mitgehen lassen, während der Havlicek Peperl den Musikalienhändler in ein Gespräch über seinen reperaturbedürftigen Vox-Verstärker verwickelt hat; und die Sache mit der Kaltenbeck-Küche und meinem Badezimmer. Unzählige verschenkte Chancen und vertane Gelegenheiten paradieren mit affenhafter Geschwindigkeit vorbei und werden immer unwichtiger, unbedeutender, zu schwarzen grauen Punkten von der Größe eines Pfefferkorns in einem strahlend weißen Schneefeld, das bis an den Horizont reicht und weit drüber hinaus. Und der kosmische Staubsauger, falls es sowas gibt, zieht mich weg vom *Savoy* und heraus aus Hernals und aus Wien, zieht mich hinauf oder eigentlich hinüber in ein schäfchenwolkenweiches Refugium, in dem zwar nicht die Engel singen, aber mit dem alten Bill-Withers-Schlager „Who Is He And What Is He To You" in der Neuinterpretation von Me'-Shell Ndegeocello läßt es sich da herüben auch ganz gut leben, sozusagen.

„Das sind nur die Nerven", würde der Trainer sagen, wenn er mich jetzt so sehen würde, kalkweiß im Gesicht und mich mit beiden Händen am Thekenrand festklammernd, während fünf Barhocker weiter Fettuccini sein Handy aus der linken Brusttasche seines olivfarbenen Sakkos holt, sich dabei im Lokal umschaut und Axel und Ronnie an ihrem Pooltisch entdeckt.

22 Uhr 22.

Fettuccini steckt das Handy wieder ein, steht auf und geht zu den beiden hinüber. Zuerst klopft er Axel amikal auf die

Schulter, dann sagt er was zu Ronnie. Ronnie grinst und nickt mit dem Kopf, drückt Fettuccini die Schlüssel zum Mörderhaus in die Hand und kriegt im Gegenzug ein paar Geldscheine, die Fettuccini aus der Hosentasche gezogen hat. Sie plaudern noch ein Weilchen, dann geht Fettuccini zurück an seinen Platz, bestellt sich den nächsten kleinen Espresso zu dem Glas Soda, das ihm das Barmädchen inzwischen hingestellt hat, und holt wieder das Handy aus der Tasche.

Sollte die Operation so verlaufen, wie sie soeben verlaufen ist, dann würde das nur seine These untermauern, daß es der Mörder war, der die Leiche wieder eingemauert oder weggeschafft hat, hatte mir Brunner bei der Vorbesprechung anvertraut.

Und dann muß es sich bei dem Täter um eine Person handeln, die genau Bescheid weiß über die Räumung und den Verkauf der Villa.

Also zum Beispiel der Frido Knapp, den Brunner aber als Verdächtigen nicht gelten lassen will. Weiß der Geier warum.

22 Uhr 37.

Fettuccini telefoniert. Brunner verlangt nach der Rechnung. Axel und Ronnie spielen Pool. Und ich gehe an ihren Tisch, ein flüchtiger Bekannter, der nur rasch Hallo sagen will. Ronnie versenkt eine Kugel nach der anderen und läßt sich durch mich nicht stören.

„Na, was war?“ frage ich Axel.

„Alles cool“, sagt er. „Der Fettuccini hat gemeint: saubere Arbeit. Und wenn er wieder einmal einen Job für uns hat, dann weiß er ja, wo er uns findet. Er heißt übrigens Marco.“

„Interessant“, sage ich. „Und was sagt er über das Haus?“

„Nix, was wir nicht eh schon wissen. Daß Landsleute von ihm einziehen werden in den nächsten Wochen. Und irgendwas, daß man bei denen ganz super essen kann. Nix Pizza. Irgendwelche italienischen Spezialitäten, wo ich nicht einmal die Namen verstanden hab.“

Also keine Mafia, ein anders organisiertes Verbrechen.

Was der dicke Marco nicht weiß, ist, daß zur Stunde Brunners Ex-Kollegen von der Spurensicherung den Keller der Sordi-Villa umgraben, nachdem der unbekannte Mörder das Loch in der Wand so fein säuberlich zugemauert hat.

22 Uhr 39.

Brunner hat bezahlt und geht jetzt knapp hinter uns vorbei zum Münztelefon.

„Also weißt, deinen Brunner hab ich mir auch ganz anders vorgestellt", sagt Axel leise und schaut dem pensionierten Kriminalbeamten nach.

„Enttäuscht?" sage ich.

„Naja", sagt Axel. „Im wirklichen Leben gehen wahrscheinlich alle Heroes ein wie ein Wollpullover bei 90 Grad."

„Plausch ned, Axel!" mischt sich Ronnie ein. „Du brennst die nächste Runde!"

Er hat den Achter versenkt und hält nun demonstrativ die Hand auf.

15

Der Herr Josef wollte eigentlich gerade zumachen, weil heute nicht einmal der alte Kaiblinger vorbeigekommen ist, aber als er Brunner und mich vor der milchgläsernen Eingangstür des *Rallye* frieren sieht, ist keine Rede mehr von Sperrstunde.

Es hat in den Abendstunden stark abgekühlt, und der Regen mischt sich mit großen nassen Schneeflocken, die auf den Dächern der geparkten Autos liegenbleiben.

„Als hätten wir heuer nicht schon genug Winter gehabt", beklagt sich der Herr Josef und bittet uns herein. „Fürs Geschäft is das die reinste Katastrophe. Jeder Mensch, der halbwegs ein Zuhause hat, setzt bei dem Sauwetter keinen

Fuß vor die Tür.“ Er denkt kurz nach, ob er vielleicht was Falsches gesagt hat, und beeilt sich dann hinzuzufügen: „Außer natürlich man muß. Wegen einem Ernstfall oder so.“

Dann zieht er sich diskret zurück und macht für Brunner und mich zwei Tee mit Rum.

Brunner hat vom Münzfernsprecher im *Savoy* ausführlich mit seinem alten Spezl und langjährigen Kollegen von der Spurensicherung geredet, mit dem Richie, Kriminalrat Richard Grohberger, und will jetzt in aller Ruhe mit mir reden. Also haben wir Marco Fettuccini mit seinem Handy allein gelassen, und Axel und Ronnie an ihrem Pooltisch (allerdings mit der dringenden Bitte, sich den morgigen Tag freizuhalten, falls der Hasenöhrl Probleme macht und niemand vorbeischickt, der endlich die Fliesen von der Wand schlägt), und sind mit dem Taxi ins *Rallye* gefahren.

Während der Fahrt hat Brunner keine drei Sätze geredet. Er hat nachdenklich oder besorgt oder besorgt und nachdenklich aus dem Wagenfenster geschaut, und ich hab zirka alle dreißig Sekunden gegähnt. Dieses Phänomen konnte ich bei mir schon öfters feststellen, und zwar nicht nur, wenn ich rechtschaffen müde oder ehrlich gelangweilt war, sondern auch unmittelbar vor und nach einem seelischen Kraftakt mit massiver Adrenalinausschüttung. Und die *Operation Savoy* ist zweifelsohne ein solcher gewesen. Aber eine Lappalie, ein Lecherlschas geradezu, im Vergleich zu den heraufdräuenden Katastrophen, die sich unschwer von Brunners Worten ableiten lassen. Er wartet garnicht erst ab, bis der Herr Josef mit dem heißen Tee kommt.

„Folgendes“, sagt er. „Was ich Ihnen jetzt erzähl, Herr Doktor, das wissen mein Freund, der Richie und seine zwei Kollegen, auf die hundert Prozent Verlaß is, das weiß ich und das wissen Sie. Sonst weiß das niemand. Und so wird das die nächsten Tage auch bleiben. Falsch: ihr Computer-Doktor, der wird es auch noch erfahren. Morgen. Sobald ich alles beisammen hab.“

„Verstehe“, sage ich und verstehe kein Wort von dem, was mir Brunner eigentlich sagen will.

„Fragen Sie mich lieber nicht, ob das, was wir da machen, korrekt is und einer internen Untersuchung standhalten würde“, redet Brunner weiter in Rätseln, „aber mit Korrektheit, geschweige denn mit Fairness, hat auch das nix zu tun gehabt, was die blaubraunen Lemuren in der Personalvertretung mit mir gemacht haben. Wegen nix, im Grunde. Wegen einem einzigen kleinen Lapsus. Ich sage nur: Kollege Skocik und Konsorten. Also wie gesagt: alles was Sie jetzt von mir erfahren, bleibt unter uns.“

„Alles klar“, sage ich, obwohl ich kein Freund dunkler Verschwörungen bin. Aber Brunner wurde anscheinend im Zusammenhang mit seiner Pensionierung ein schweres Unrecht angetan, und irgendwas in Frido Knapps einstigem Foto- und Partykeller gibt ihm jetzt die Gelegenheit, sich zu revanchieren oder rehabilitieren oder was auch immer. Es geht auf jeden Fall um eine gute Sache. Und jede Sache, bei der Skocik, Brunners affiger Ex-Juniorpartner, auf der anderen Seite steht, kann nur eine gute Sache sein.

Und dann läßt Brunner sozusagen seinen alten Freund Richie sprechen, in kriminaltechnischen Termini und Kürzeln, die, von mir für Sie – geneigter Leser, anmutige Leserin – in ein halbwegs verständliches Deutsch übertragen, folgendes Bild des Schreckens entwerfen:

Es gibt keine Leiche/Mumie in der frisch zugemauerten Nische des unterirdischen Turnsaals, der Frido Knapp als Atelier gedient hat. Es gibt aber sehr wohl eindeutige Beweise dafür, daß hier ein menschliches Wesen bei lebendigem Leib eingemauert, also begraben wurde. Zahlreiche Funde (genaue Liste folgt morgen!) weisen darauf hin, daß es sich bei dem Opfer um eine Frau handelt, die bis zu ihrem Tod verzweifelt versucht hat, sich aus ihrem Grab zu befreien. Weitere Funde legen die Vermutung nahe, daß der Täter die „Bestattung“ seines Opfers genau geplant und gut vorbereitet hat, man könnte sogar von einem *Bestattungs-Ritual* sprechen, denn in der Mauernische wurden auch Gegenstände des täglichen Lebens sichergestellt, die nicht zufällig und grundlos dorthin gelangt sein können.

Und weil Richie und seine beiden Mitarbeiter heute abend wirklich gut drauf waren, haben sie nicht nur den Turnsaal, sondern gleich auch die übrigen Räumlichkeiten des Kellergeschosses auseinandergenommen und sind im Heizungskeller ein zweites Mal fündig geworden.

In dem monströsen Allesbrenner, der das gesamte Haus mit Wärme versorgt, fanden sie in Bergen alter Asche auch menschliche Knochenreste, Zähne und geschmolzene Metallteile. Die genaue Inventarliste und forensische Analyse folgt ebenfalls morgen.

„Großartig“, sage ich, als sich Brunner in seinem Stuhl zurücklehnt und eine *Marlboro* anzündet. „Da hat der Wahnsinnige also seine Mumie in den Ofen gesteckt und verheizt, nachdem sie der Axel und der Ronnie irrtümlich ausgegraben haben.“

„Genau das hat er eben nicht getan, Herr Doktor“, sagt Brunner und bittet mit seinem hochgestreckten Zeigefinger um besondere Aufmerksamkeit. „Bis so ein Lackel von einem Ofen richtig auf Touren kommt, dauert das Stunden. Und so viel Zeit hat unser Freund nicht gehabt. Und außerdem war der Allesbrenner kalt wie der Arsch von einer Gürtelhur, wie der Richie dort war. Was bedeutet: die Leich im Ofen liegt da schon länger drin.“

„Das heißt dann aber auch, daß wir jetzt eigentlich zwei Leichen haben“, sage ich und muß dabei einen ziemlich verzagten Eindruck machen, denn Brunner legt besänftigend seine Hand auf meinen Unterarm.

„Genau so is es, Herr Doktor“, sagt er, „aber morgen wissen wir mehr.“

Der Herr Josef kommt an den Tisch, um die Teehäferln abzuservieren und eine Bitte zu deponieren:

„Tät's den Herrn was ausmachen, wann ich dann schön langsam zusperr, weil, ich weiß auch ned, is es das Wetter oder was, aber ich spür heut mein Kreuz, daß es nimmer schön is."

„Wir sind quasi nimmer da, Herr Josef", sage ich. Aber Brunner sieht das anders. Er möchte gern noch was loswerden, oder will nicht heim zur hantigen Schwester Ursula, die heute ohnehin Nachtdienst hat, oder er will nicht zurück ins Gartenhaus am Schafberg.

„Zwei große Fernet, Herr Josef, und wir sind weg", schlage ich daher vor. Der Herr Josef nickt säuerlich und geht. Und Brunner nickt mir anerkennend zu, als hätte ich soeben einen Sieg errungen, den er mir nicht zugetraut hätte.

„Folgendes", sagt er. „Der Richie hat mich drauf gebracht, daß es da einen Zusammenhang geben könnte, und das geht mir die ganze Zeit schon nimmer aus dem Kopf."

Sein Freund Richie hat Brunner heute an zwei ungeklärte Fälle erinnert, bei denen die Spurensicherung mit weiblichen Opfern konfrontiert war, die ebenfalls in Kellerlöcher eingemauert worden waren. Der erste Fall liegt mindestens zwei Jahre zurück. Damals stießen Arbeiter einer Elektrofirma zufällig auf die Leiche, als sie im Keller eines Zinshauses im Neunten neue Stromleitungen verlegen wollten. Und im Vorjahr gab es bei den Abbrucharbeiten eines Hauses in der Nähe der Mollardburg einen ganz ähnlichen Fund.

„Ich sag heut nur noch so viel", sagt Brunner. „Daß ein Mann eine Frau umbringt, das kommt bald einmal vor. Aber daß er die Frau umbringt, indem er sie sozusagen lebend bestattet, das passiert nicht alle Tage. Also ich kann mich an sonst keinen solchen Fall erinnern. Und das Fatale an der Geschichte ist: Wer sowas einmal getan hat, der macht das gern immer wieder."

Der Doc und sein ganzer Stolz, seine Sammlung sämtlicher Daten zu sämtlichen Serienkillern der jüngeren amerikanischen Geschichte, fällt mir ein.

„Also womöglich ein Serienmörder“, sage ich.

„Morgen in der Früh hab ich die alten Akten“, sagt Brunner. „Dann reden wir weiter. Und dann darf ihr Computer-Doktor zeigen, was er wirklich kann.“

Der Herr Josef serviert den Fernet.

„Letzte Runde. Geht auf Haus“, sagt er und erhebt sein Glas auf unseren baldigen Aufbruch.

16

Bei einer Zimmertemperatur von maximal 14 Grad brauch ich eine kalte Dusche zirka so dringend wie einen Kropf am Hals. Aber Warmwasser gibt's nun einmal keines, und ich will unbedingt den Angst- und Schweißgeruch loswerden, den ich mir im *Savoy* angezüchtet habe, ehe ich heute ins Bett falle. Fürs Schlafengehen hab ich mir dicke Skisocken, die lange Untergatte und ein firmeneigenes Sweat-Shirt mit dem vielleicht eine Spur zu optimistischen Aufdruck *Gemmas wieder an!* bereitgelegt.

Ich trete unentschlossen vor der Duschkabine von einem Fuß auf den andern, ein großes Badetuch um die Hüften, den Heizstrahler auf Stufe 10, als es an der Tür klopft. Drei Mal. Zaghaft zuerst und dann immer heftiger.

Die Sicherheitskette ist vorgelegt, also äuge ich durch den schmalen Türspalt hinaus auf den Gang. Gitti Kaltenbeck steht draußen, im rosa Badmantel mit den vielen fliegenden Jumbos oder Tumbos.

„Stör ich eh nicht?“ sagt sie, nachdem ich die Wohnungstür kurz wieder geschlossen, die Kette aufgemacht und meine auch heute wieder heiter gestimmte Nachbarin hereingebeten habe. „Ich hab dich vorhin kommen gehört. Daß du einmal zu einer christlichen Zeit nach Haus findest is ja direkt ein Wunder, Kurtl!“

Es ist kurz vor eins. Damit liege ich heute tatsächlich weit unter dem langjährigen Durchschnitt. Gitti macht unbekümmert einen Schritt in die Küche, bleibt dann aber wie angewurzelt stehen, ihre Augen werden riesengroß und in ihrem Gesicht macht sich fassungsloses Staunen breit.

„Na, servas", sagt sie. „Wie kurz nach der Sprengung."

„Der Umbau, weißt eh", sage ich. „Aber das is alles nur noch eine Frage der Zeit."

Der Anblick meiner Baustelle hat ihre bisherigen Vorstellungen über die Wohnkultur prominenter oder zumindest stadtbekannter Musikanten offenbar so sehr erschüttert, daß sie garnicht erst weiter in meine zugige Bleibe vordringen will. Sie bleibt in Türnähe und verschränkt fröstelnd die Arme vor der Brust.

„Ich wollt dir eigentlich nur sagen, daß irgendwann nach Mittag eine Firma Hasenöhrl bei mir angeläutet hat, weil du nicht daheim warst", sagt sie, und jetzt erst weicht schön langsam das Staunen aus ihrem Gesicht und macht einem mitleidig besorgten Ausdruck Platz.

„Ah, der Lehrbub", sage ich. „Ziemlich marod, der Bursch. Daß der noch einmal wiedergekommen is, mit dem Tuberer."

„Also Lehrbub war das keiner. Und gehustet hat er auch nicht. Der war so in deinem Alter. Ein guter Vierziger. Aber ganz auf Sir. Ich hab zuerst geglaubt, der kommt vom Wiener Verein und will mir eine Sterbeversicherung andrehen."

„Das war dann eher der Hasenöhrl. Junior. Scheiße. Und was hat er gesagt?"

„Nicht viel", sagt Gitti, „nur daß du dich morgen bis neun melden sollst, falls du noch Interesse an seinem Angebot hast. Aber besonders freundlich hat er das nicht gesagt."

„Hmm", sage ich.

Eigentlich hab ich nicht die geringste Lust, im Morgengrauen beim Hasenöhrl in demutsvoller Haltung vorstellig zu werden, damit er gnädigerweise noch vor Anbruch des nächsten Jahrtausends mit meinem beschissenen Badezimmer anfängt.

„Wickeln?“ erkundigt sich Gitti.

„Nie“, winke ich ab. „Aber ich kann dir leider nicht einmal was anbieten. Siehst ja selber ...“

„Kein Problem“, sagt Gitti. Schweigen. Und dann: „Tut mir übrigens leid. Wegen gestern.“

Jetzt werden die Pausen zwischen unseren Sätzen länger als die Sätze selbst. Und gleichzeitig macht sich in der Küche eine ziemliche Hitze breit, an der nicht nur der Heizstrahler schuld sein kann.

„Wieso? Da muß dir doch nix leid tun.“

„Naja. Der Kleine mit seiner ewigen Scheißerei.“

„War doch ein netter Abend.“

„Abend is gut. Halb Drei. Aber nett war’s. Das stimmt.“

„Na also.“

„Der Walter is übrigens bei meiner Schwester.“

„Ah, hat er sich gerührt, dein Handyman?“

„Ich red vom Kleinen!“

Es gehört schon ein besonderes Talent dazu, eine Situation wie diese dermaßen gründlich in den Sand zu setzen. *Dein Handyman.* Scheiße. Das viele Schweigen, das mehr über den Stand der Dinge zwischen mir und Gitti Kaltenbeck zu sagen wußte als tausend Worte, ist jetzt natürlich dahin.

„Das Arschloch hat sich nicht gerührt. Is eh besser so“, hält mich Gitti stattdessen über ihr eheliches Fiasko am Laufenden. „Aber ich hab heut zirka hundert blinde Anrufe gehabt. Und kurz nachdem dein Hasenöhrl da war, hat sich dann eine Frau gemeldet und wollt unbedingt den Walter sprechen. Sie hat nicht ‘Walter’ gesagt. Sie hat gesagt: ‘deinen Alten, die verbrunzte Sau’. Und wie ich ihr gesagt hab, der Walter ist nicht da, und wer denn eigentlich spricht, hat sie gesagt, daß sie ihm eigenhändig die Eier ausreißt und in den Arsch schiebt, wenn sie ihn in die Finger kriegt!“ Gitti überlegt und kichert dann. „Ich hätt der Alten sagen sollen, daß sie das ruhig probieren kann, aber so viel ich weiß, hat der Walter schon die längste Zeit keine Eier mehr. Aber solche Sager fallen einem immer erst nachher ein."

Hört sich an, als hätte der Walter Kaltenbeck ziemliche Bröseln. 50.000.- minus, eine gebrochene Nasen, einen ausgeschlagenen Eckzahn und jetzt auch noch eine Damenbekanntschaft, die ihn seiner Männlichkeit berauben will. Da kann man fürwahr von einer ziemlichen Pechsträhne sprechen.

„Und du hast keine Idee, in was sich der Walter da hineingeritten hat?" frage ich.

„Schulden hat er gemacht, bei den falschen Leuten. Und sich auf linke Hacken eingelassen, damit er die Schulden zurückzahlen kann. Aber er is ja ein Volltrottel. Sogar zum Scheißen zu blöd", stellt Gitti ihrem Gemahl kein gutes Zeugnis aus. „Aber mir is lieber, ich weiß nix Genaues. Das is alles sein Kaffee. Den soll er ganz allein aussaufen."

Eine kluge Haltung, von der ich mir ein Scheiberl abschneiden sollte. Denn in meinem Leben gehen nicht zum ersten Mal die Mörder ein und aus, machen sich die Mafia und sexuelle Deviationen breit, und ich bin immer für alles zuständig. Nehmen wir heute abend: Kaum daß sich die latente Bedrohung durch die Ehrenwerte Gesellschaft in Wohlgefallen auflöst, verdoppelt (oder vervierfacht?!) sich die Anzahl der Leichen innerhalb weniger Stunden.

„Ich hab den Kleinen zu meiner Schwester gebracht, weil man weiß ja nicht, was dem Trampel alles einfällt, wenn sie der Walter irgendwie gröber abgelinkt hat. Und ich will nicht, daß ihm was passiert, nur weil sein Vater ein Vollkoffer is."

„Sehr vernünftig", sage ich und würde mir eigentlich gern was Richtiges anziehen, aber Gitti hat eine noch viel bessere Idee:

„Du hast ja eine Gänsehaut, Kurtl. Schreckst dich so vor mir? Oder trinken wir noch ein Achtel vorm Schlafengehen?

Aber bitte nicht bei dir heroben. Da holt uns ja der Eisbär. Ohne dem Kleinen können wir es uns bei mir im Wohnzimmer gemütlich machen."

„Naja", sage ich, weil ich mich nicht aufdrängen will, „eigentlich wollt ich nur noch schnell duschen und dann gleich ins Bett."

„Hast jemand, der dir den Rücken einseift?" grinst Gitti.

„Nein", sage ich, „momentan hab ich nicht einmal ein warmes Wasser."

„Das kann man ganz schnell ändern. Beides", meint sie und zwinkert mir zu, daß ich ganz einfach nicht Nein sagen kann.

Was ich an Gitti Kaltenbeck immer mehr zu schätzen lerne, ist ihre Art, die Dinge beim Namen zu nennen, Gelegenheiten am Schopf zu packen und gradheraus zu sagen, wonach ihr der Sinn steht. Da gibt's keine Tricks und keinen doppelten Boden. Dafür ein Herz aus Gold, und das am rechten Fleck. Und die Gitti ist kein Kind von Traurigkeit.

Was ihr fehlt, sind Raffinesse und ein zumindest ansatzweise guter Geschmack. Das denk ich mir jedenfalls, als sie mich mit einem launigen „Hereinspaziert" in ihr Wohnzimmer führt, in dem es von allem, das ich nie in meinem Wohnzimmer haben wollte, viel zu viel gibt. Zu viele Plüschtiere, zu viele Fotos von Segelbooten im Abendrot in falschgoldenen Rahmen, zu viele bestickte Zierkissen auf dem Doppelbett, das eine Tagesdecke ziert, deren Design das Segelboot-im-Abendrot-Motiv um ein Dutzend Kokospalmen unterm Sternenhimmel ergänzt. Und dazu noch das Tapetenmuster: Orchideenartige Blüten von krautkopfartigen Dimensionen, in sämtlichen Farben gehalten, die beim erwachsenen Menschen in kürzester Zeit zu Schwindelanfällen und nachhaltigen Sehstörungen führen, beim Neugeborenen oder Kleinstkind aber mindestens zu Dauerdurchfall.

Ich beschließe, daß zumindest bei der Auswahl der Tapeten Walter Kaltenbeck federführend war.

Gitti fragt mich, Gottlob, nicht, wie es mir bei ihr gefällt, sondern drückt mir ein Achtel Rot in die Hand und stößt mit mir an:

„Auf bessere Zeiten und wärmere Winter, Kurtl. Und ich freu mich, daß du da bist."

„Auf die Nachbarschaft", sage ich und weiß im selben Augenblick natürlich wieder alles. Zum Beispiel, daß man eine Situation wie diese grundsätzlich nicht ausnützen darf. Eine Ehefrau und junge Mutter, die gerade eben von ihrem Mann verlassen wurde, sollte eigentlich kein Thema sein. Aber andererseits: Wie die Gitti Kaltenbeck mit ihrem traurigen Schicksal umgeht, das hat für mich was Tröstliches. Und was weiß man, vielleicht färbt von ihrer robusten und ungebrochenen Lebenslust was auf mich ab, wenn ich heute dem nagenden Wunsch in meinem Innersten nachgebe und einfach geschehen lasse, was geschehen soll?

Unter der heißen Dusche seift mir zwar niemand den Rücken ein, weil Gitti unterdessen die Wohnungstür absperrt, die Kette vorlegt, noch kurz in der Küche herumrumort und sich dann ins Wohnzimmer zurückzieht, aber trotzdem kehren schön langsam die Lebensgeister wieder, einer nach dem andern, und sie strecken und regen sich, wohl auch in Erwartung der wirklich reizenden Nachbarin, die nur ein Vollkoffer wie der Walter Kaltenbeck so schmählich im Stich lassen konnte.

Die Lightshow gleich danach ist ebenso schlicht wie atemberaubend. Gitti hat alle Lichter im Wohnzimmer ausgemacht, nur die Leselampe brennt noch und wirft ihr mattes Licht auf das Doppelbett, wo mich die Gastgeberin und mein Achtel Rot erwarten. Der Kokospalmen-Überwurf mit dem nächtlichen Sternenhimmel schimmert wie reine Seide, Gitti hat ihren Bademantel abgelegt und gegen ein schwarzes, ziemlich durschsichtiges Etwas eingetauscht, das so raffiniert geschnitten ist, daß es wahrscheinlich viele Stunden dauern wird, das Rätsel der unzähligen Bändchen, Haken und Ösen so weit zu lösen, daß ich endlich unbeschwert zugreifen kann.

Aber so viel Zeit muß sein.

17

„Und da haben wir's noch einmal, schwarz auf weiß", sagt Brunner und legt ein drittes Blatt zu den anderen beiden auf die Arbeitsfläche in Doktor Trash's Kommandozentrale.

„Die Inventarliste des Kellergrabes Auhofstraße, unterirdischer Turnsaal, um in der Diktion vom Herrn Doktor zu bleiben. Die Unterstreichungen bedeuten: ein solcher Gegenstand wurde in allen drei Gräbern sichergestellt. Ziemlich aufschlußreich, was, meine Herren?"

Brunner zündet sich eine *Marlboro* an und setzt sich in den ledernen Ohrensessel, den er zu seinem Lieblingsplatz erkoren hat. Der Doc und ich studieren die „Inventarliste", die Brunner aus einer Aktentasche gefischt hat, der man die vielen Dienstjahre ihres Besitzers deutlich ansieht und von der er sich nach seiner Versetzung in den Ruhestand offenbar nicht trennen wollte.

„Übrigens", meldet sich der heute vor Energie und Tatendrang geradezu überschäumende Kriminalpensionist aus dem Fauteuil, „die Aufstellung über den Inhalt des Allesbrenners is noch in Arbeit. Ein alter Freund vom Richie, der Doktor Weigel von der Gerichtsmedizin, sitzt grad, im Pfusch quasi, über dem Knochen-Puzzle, das sie da gestern aus dem Ofen geholt haben. Daß es sich dabei um menschliche Knochen handelt, ist klar. Jetzt stellt sich nur noch die Frage, ob das die Knochen von nur einem Menschen sind, oder vielleicht von mehreren. Aber lassen Sie sich durch mich nicht stören beim Lesen. Ich bin schon ruhig."

Auhofstraße 238, Keller 23.2.1997

1 Armbanduhr, Marke „Pop Watch“, Motiv auf Ziffernblatt: ägypt. Pyramiden
1 Arm- oder Fußkettchen, Silber
1 Damenstrumpfhose, Marke „Golden Lady“, Größe 3-4, Farbe: schwarz; originalverpackt
1 Besteck-Set (Messer, Gabel, Löffel, Teelöffel), Kunststoff, weiß, zerbrochen
1 Zellophanverpackung für Besteck-Set, Aufdruck: „Fin Air“
1 Trinkgefäß, Plastik, Farbe: weiß
1 Partyteller, Pappe, Motiv: Walt Disney's „Schneewittchen“
1 Präservativ, Marke „Blausiegel extrafeucht“, originalverpackt
2 Papiertaschentücher, Marke „Feh“, benutzt
1 Packung Streichhölzer, Marke „Sirius“, tlw. benutzt
1 Zigarette, Marke „Camel light“
1 Vorverkaufsfahrschein der Wiener Verkehrsbetriebe, nicht entwertet
1 Ohrschmuck („Flinserl“), Silber
9 Splitter von Fingernägeln, lackiert, Farbe: rot
1 Wattestäbchen, Marke: unbek., neuwertig
1 Ein-Schilling-Münze
1 Tampon, Marke: „o.b.“, originalverpackt
1 Gutschein der Fa. „Eduscho“ für 1/2 kg Kaffee („Gala Tropicana“)
1 Spielwürfel, Holz, Farbe: schwarz
1 Pinzette, Marke: „Hermes“ (made in Germany), zerbrochen
1 Taschenkamm, Kunststoff, Marke: „Elida“ (made in Taiwan), Farbe: dunkelgrün
1 Dose „Tiger Balsam“
1 Zahnbürste, Marke: „Dr. Best“, originalverpackt

„Sieht ganz so aus, als hätte er seinen Opfern eine Art Survival-Kit mit auf ihre letzte Reise gegeben“, meint der Doc. „Und ich muß zugeben, dieser menschenverachtende Zynismus, der hinter seiner Auswahl an Grabbeigaben steckt, läßt mich nicht ganz unbeeindruckt.“

„Grabbeigaben“, nickt Brunner. „Genau so seh ich das auch. Unser Mann bringt nicht einfach jemand um. Unser Mann läßt sterben. Nach einem ganz bestimmten Ritual. Und delektiert sich dran.“

Ich sage vorläufig garnix, weil mir bei der bloßen Vorstellung einer solchen Bestattungszeremonie die Luft wegbleibt und das Ham and Eggs, mit dem ich mich beim Quell-Poldl für diesen Dreiergipfel im Hause Trash gestärkt habe, dringend einen Weg nach draußen sucht.

Wir tagen jetzt noch keine halbe Stunde, und schon hat Brunner mit seiner Inventarliste meine schlimmsten Befürchtungen bestätigt. Da ist seit Jahren still und leise ein Frauenmörder am Werk, völlig unbehelligt von der Exekutive, und ausgerechnet mein Bautrupp und ich stolpern über sein jüngstes (?) Opfer.

Meine zweitschlimmste Befürchtung galt nicht so sehr den abscheulichen Verbrechen, als vielmehr den ermittelnden Personen: Von mir weiß ich, daß ich, wenn's hart auf hart geht, mit so ziemlich jedem kann. Wie aber der unter Pensionsschock stehende und mit seinem *Scharlachberg*-Problem ringende Brunner auf einen aus den Fugen geratenen Doktor Trash reagieren würde und umgekehrt, das machte mir bis vor einer halben Stunde ziemliches Kopfzerbrechen. Aber, Gottseidank, macht der Doc heute einen seelisch einigermaßen gefestigten Eindruck (keine roten Flecken mehr!), und ich glaub sogar zu erkennen, daß Brunners Verve und fachliche Kompetenz auf den angeknacksten Privatgelehrten eine beruhigende, entspannende Wirkung haben.

Nur ganz zu Beginn unseres Gipfeltreffens, als ich etwas verspätet in der Kirchengasse eintraf, zog sich Brunner einen

Giftblick des Doktors und ein galliges „Ganz wie Sie meinen!“ zu, indem er uns den Vorschlag machte: „Also das ganze Doktor-Hin-Doktor-Her, das is nix. Ein Doktor in der Familie reicht, würd ich sagen. Und drum bleiben Sie der Herr Doktor, Herr Doktor, Sie sind bei mir der Herr Dresch, und ich bin der Franz. In Ordnung?“

Mittlerweile hat Brunner ein nächstes Blatt Papier aus seiner antiken Aktentasche gezogen, der Doc ist auf seinem rollenden Drehsessel quer durch die Kommandozentrale zu Brunner in seinem Fauteuil gefahren, hat dort das Blatt abgeholt und seine Reise in Richtung Computer fortgesetzt.

Was die beiden dann im Detail besprechen, wird Sie, werte Leserschaft, ebensowenig interessieren wie mich. Es hat mit computertechnischen Verfahrensfragen zu tun, wie welche Daten wo und warum genau ebendort eingegeben werden müssen, damit wir das optimale Ergebnis erzielen. Nicht nur in der Planungsphase, auch in der Realisierung eine langwierige Angelegenheit, jedenfalls aber mit den erfreulichen Aussichten, daß irgendwann einmal alle Fakten, die auf Brunners Zetteln stehen, zusammen mit sämtlichen Tatsachen, die ich dem Doc und der Doc mir berichtet hat, in seiner Denkmaschine gespeichert und festgeschrieben sein werden, was uns angeblich die Arbeit wahnsinnig erleichtert.

Ich will garnicht leugnen, daß ich nicht hundertprozentig bei der Sache bin, als all das passiert, sondern in Gedanken daheim in der Reindorfgasse. Bei Gitti Kaltenbeck zum Beispiel, die in ihrer unnachahmlichen Art dafür gesorgt hat, daß die letzte Nacht zwischen Kokospalmen und südlichem Sternenhimmel bis zum frühen Vormittag gedauert hat; und daß ich so gegen halb neun, matt aber versöhnt mit der Welt, auf Gittis tropischer Tagesdecke am Bauch liegend eine telefonische Aussprache mit dem Hasenöhrl Junior hatte, der mir nach langem Hin und Her versprach, Montag früh pünktlich um acht und höchstpersönlich die Grundsteinlegung meines Badezimmers vorzunehmen. Und natürlich bin ich auch im Geiste bei Axel und Ronnie, die zur Zeit in der alten Kaltenbeck-Küche die Kacheln abschlagen, nachdem sich der Lehrling der Firma Hasenöhrl gestern außerstande erklärt hat, jemals wieder meine Wohnung zu betreten. Aus gesundheitlichen Gründen.

Als ich eigentlich schon garnicht mehr damit rechne (und deshalb wohl auch kurz eingenickt bin), bittet der Doc zur gefälligen Kenntnisnahme erster Ergebnisse.

Auf seinem Großbildmonitor lese ich, unter dem Arbeitstitel „Grabmörder/01", nachfolgende Aufstellung:

14. 5. 1995
Wien 9., D'Orsey-Gasse 12
Keller, hofseitig.
Nicht identifizierte Leiche, weibl., ca. 25-35, mumifiziert
Grabbeigaben: siehe Liste 1

26. 8. 1996
Wien 6., Mollardgasse 4
Keller (Abbruchhaus)
Nicht identifizierte Leiche, weibl., ca. 25-30, mumifiziert
Grabbeigaben: siehe Liste 2

23. 2. 1997
Wien 13., Auhofstraße 238
Keller („Turnsaal")
Nicht identifizierte Leiche, vermutl. weibl., mumifiziert; zw. ca. 11 Uhr 30 und 19 Uhr 30 von Fundort entfernt.
Grabbeigaben: siehe Liste 3

24. 2. 1997
Wien 13., Auhofstraße 238
Keller (Heizraum)
Nicht identifizierte Leiche(n): Zahn- und Knochenfunde.
Nicht identisch mit n.i. Leiche vom 23. 2.

„Und was lernen wir daraus?" sage ich. „Daß sich euer Totenvogel zwischenzeitlich auch in der Kunst der Feuerbestattung versucht hat, aber dann doch lieber zu seiner bewährten Methode zurückgekehrt ist. Und passiert ist beides originellerweise in dem Kasten in der Auhofstraße, wo bis zum Oktober der Knapp gewohnt hat."

Das sagt sich so leicht. Aber gleichzeitig gehen dir mindestens tausend Gedanken durch den Kopf, die den Knapp ent- und wieder belasten, und während mir schön langsam das Hirn steht, macht der Doc mit seinem rollenden Bürostuhl plötzlich eine Drehung um hundertachtzig Grad und fliegt sozusagen aus heiterem Himmel Brunner an:

„Was haben Sie eigentlich gegen den Knapp?"

„Gegen ihn persönlich oder gegen ihn als unseren Täter?" fragt Brunner ganz ruhig zurück. „In beiden Fällen nicht meine Kragenweite."

„Aber es liegt doch auf der Hand, daß der Knapp ..."

„Nix liegt auf der Hand, Herr Dresch", sagt Brunner und schwingt sich aus seinem Ohrensessel. „Und nur weil Sie mit dem Knapp persönlich ein Problem haben, wird aus einem Fotografen mit Dauerständer noch lang kein Serienmörder. Unser Mann geht nicht mit seiner Sexomanie hausieren und macht noch ein Batzen Geschäft damit. Unser Mann is kein Selbstdarsteller. Im Gegenteil."

„Das ist schon richtig, aber ...", fällt ihm der Doc ins Wort. Und das mag Brunner überhaupt nicht. Wenn er laut nachdenkt, dann braucht er weder Kritik noch Bestätigung. Dann will er ein Publikum, das den Mund hält und die Ohren spitzt.

„Also dürfte ich jetzt ausreden?" sagt er schroff und macht sich auf einen längeren Spaziergang, immer wieder kreuz und quer durch die Kommandozentrale.

18

„Also unser Totenvogel – gefällt mir übrigens gut, der Spitzname, Herr Doktor – unser Totenvogel ist Ende Zwanzig, maximal Anfang Dreißig. Lebt in Wien. Irgendwo draußen. Transdanubien. Floridsdorf, Kagran, Donaustadt. Auf jeden Fall in einer Gegend, wo man anonym bleibt. Eine Wohnhausanlage in einer Schlafstadt, würde ich sagen. Dort fühlt er sich sicher.

Er hat eine passable Allgemeinbildung. Matura, vielleicht ein paar Semester studiert, das Studium aber verschlampt und abgebrochen. Jetzt geht er keiner geregelten Arbeit nach. Gelegenheitshacken, Aushilfsjobs, die eigentlich unter seinem Niveau liegen, und die er auch nur macht, um sich finanziell über Wasser zu halten. Nachttankstelle, fällt mir als eine Möglichkeit ein, oder Wochenendtaxler.

Und auch sonst führt er ein unregelmäßiges, unstetes Leben. Ein Nachtmensch, der erst dann aktiv wird, wenn in seiner Umgebung die Lichter ausgehen. Er braucht die Nacht genauso wie die Anonymität der Stadt. Erst wenn's dunkel wird, fühlt er sich stark. Und da ist er auch viel unterwegs. Er fährt einen Gebrauchtwagen, sag ich einmal, mindestens zehn Jahre alt, leistungsstark und geräumig, aber nicht sehr gepflegt. Vielleicht einen Volvo. Oder einen alten Mercedes. Diesel. Und er kennt sich sehr gut aus in Wien. Auf seinen nächtlichen Streifzügen hat er einen Blick entwickelt für leerstehende Objekte, die er für seine Unternehmungen braucht. Die beobachtet er über Wochen, recherchiert nach und führt ganz genau Buch. Das gehört mit zum Ritual.

Wenn er sozusagen auf der Welle ist, ferngesteuert von seiner Mission, dann sehen Sie ihm das auch an: Da achtet er nicht auf sein Äußeres, verwahrlost, nimmt in einer Woche drei, vier Kilo ab, ißt fast nix, trinkt fast nix, weil sein ganzes Denken bestimmt wird von seiner großen Aufgabe. Er agiert wie in Trance und ist dabei präzise wie eine Schweizer Uhr.

Der Totenvogel lebt allein. Er hat keinen Lebenspartner. Er hat keine Freunde, kaum – wenn überhaupt – Kontakt zu seiner Familie und nur wenig Bekanntschaften. Vielleicht war da einmal was, eine Ehe oder eine Lebensgemeinschaft, aber die hat nicht lang gedauert, ein paar Monate, und dann kam es zum Fiasko. Das liegt allerdings schon ein paar Jahre zurück.

Und: der Totenvogel hat eine Behinderung, einen körperlichen Makel, eine Deformation, die ihn für das andere Geschlecht wenig anziehend macht. Das muß, objektiv gesehen, garnix besonders Auffallendes oder Abstoßendes sein: ein Sprachfehler vielleicht. Lispeln, Stottern, ein S-Fehler. Oder es ist ein Wolfsrachen, eine Hasenscharte, ein starker Überbiß oder irgendein anderes Problem mit dem Kiefer und den Zähnen.

Egal wie unbedeutend die Behinderung einem Außenstehenden erscheinen mag, er fühlt sich dadurch minderwertig, ungeliebt, ausgestoßen. Und er verbindet das mit einem traumatischen Erlebnis, das weit zurückliegt, in der Kindheit oder der frühen Pubertät. Damals hat ihn eine Frau wegen seines Mangels gedemütigt, lächerlich gemacht, zurückgewiesen, bestraft. Das kann die eigene Mutter gewesen sein, die Kindergartentante, die Volksschullehrerin, eine erste schwärmerisch verehrte Liebe.

Er war dem Spott oder der Verachtung einer Frau ausgeliefert und konnte sich damals nicht wehren, aber er trägt seit diesem Vorfall einen Haß mit sich herum, der sozusagen mit ihm groß und stark geworden ist, mitgewachsen über die Jahre, und durch jede auch noch so kleine Zurückweisung oder Enttäuschung in ihm weiter wuchert wie ein Tumor.

Dementsprechend abweichend von der Norm hat sich auch sein Sexualleben entwickelt. Gewalt- und Vergewaltigungsphantasien seit der Pubertät. Das Sammeln von sadomasochistischer Pornografie. Frauen in Fesseln. Frauen in Ketten. Die harte und bald auch die ganz harte Kost. Züchtigungs- und Folterszenarios. Aber, wie man weiß, machen Bilder und Filme nicht satt. Sie machen nur Appetit auf mehr. Die ersten Versuche, mit einer Partnerin seine Phantasien auszuleben, gehen in die Hose. Eine weitere Demütigung, noch eine Zurückweisung. Durch den Besuch bei Professionellen, die sich gegen Honorar fesseln, knebeln, prügeln und einkerkern lassen, bleibt der Deckel vorläufig noch am Topf, aber irgendwann sind seine Wünsche auch der hartgesottensten Professionellen zu extrem.

Diesbezüglich hat es vor einigen Jahren einen Zwischenfall gegeben: Er hat eine auf entsprechende Dienstleistungen spezialisierte Prostituierte in einem Ausmaß attackiert oder mißhandelt, das weit über die getroffene Vereinbarung hinausgegangen ist. Und die hat sich zur Wehr gesetzt, hat ihn gedroschen und zum Teufel gejagt. Und wieder eine Demütigung, noch eine Zurückweisung.

Bei aller augenscheinlicher Brutalität, die im Sado/Maso-Milieu praktiziert wird, ist es letztlich doch immer nur ein Spielen mit Macht und Unterwerfung. Unser Mann will aber nicht spielen. Er will wirkliche Macht. Die Macht über Leben und Tod. Er will, daß ihm sein Opfer absolut ausgeliefert ist. Er braucht die panische Angst und den Todeskampf. Er genießt ihr langsames Sterben in der Grabkammer und hält draußen einstweilen Totenwache.

Von zwei seiner Opfer wissen wir, es sind junge Frauen, Mitte Zwanzig bis Mitte Dreißig. Das andere – oder die anderen – Opfer werden auch in dem Alter sein. Und alle seine Frauen werden ein gemeinsames Merkmal haben. Das kann etwas Offensichtliches sein wie zum Beispiel die Haarfarbe, oder aber auch nur ein kleines Detail, zum Beispiel an ihrer Kleidung. Sie haben irgendetwas an sich, das ihn an sein erniedrigendes Erlebnis von damals erinnert, und das macht sie zum Opfer.

Der Totenvogel bringt also nicht wahllos irgendwelche Frauen um. Er muß immer und immer wieder diese eine Frau aus seiner Kindheit töten: eine starke Frau; eine Frau, deren Aussehen oder Aufmachung für ihn Willenskraft, Stärke und sexuelle Energie symbolisiert. Diesen Willen muß er brechen, diese Stärke muß er bezwingen, und die sexuellen Reize, die für alle anderen verfügbar sind, ihm aber – meint er – vorenthalten werden, die müssen ausradiert, weggemacht, begraben werden.

Seine Frauen findet er nachts auf der Straße. Es sind Nutten vom Straßenstrich, die durch ihre offenherzige Berufskleidung eindeutige Signale aussenden. Und es sind vorzugsweise nicht die registrierten Mädchen, sondern Geheimprostituierte vom illegalen Strich.

Warum? Das Opfer muß zwar seine Auswahlkriterien erfüllen, aber es sollte sich auch in Lebensumständen befinden, die eine baldige, groß angelegte Suchaktion ausschließen. Eine Illegale aus dem ehemaligen Osten zum Beispiel, die zu einem Kunden ins Auto steigt und dann nie wieder an ihren Standplatz zurückkehrt, die wird zwar ihrem Zuhälter abgehen, aber der wird sich hüten, zur Polizei zu gehen und eine Vermißtenanzeige zu machen.

Und der Totenvogel braucht viel Zeit. Wenn er seine Wahl getroffen hat, bringt er das Opfer an den Ort, wo er bereits in den Tagen davor alles sorgfältig vorbereitet hat, und wo er ungestört ans Werk gehen kann. Es ist ein Ritual, das mit jedem Mal komplizierter, ausgeklügelter und bizarrer wird. Seine erste Bestattung hat vielleicht ein paar Stunden gedauert, dann hat er sein Opfer in der Grabkammer zurückgelassen und ist abgehauen; jetzt zelebriert er seine Quälereien und sein Beisetzungsritual bereits über mehrere Tage. Er wird immer besser. Geht bei jedem neuen Mord einen Schritt weiter. Verfeinert und perfektioniert seine Arbeit. Und wird auch immer anspruchsvoller. Mit steigender Qualität wachsen die Anforderungen, die er an Opfer und Schauplatz stellt:

Das Grab in der D'Orsey-Gasse liegt – laut dem Akt – in

einem Keller, der direkt an die Backstube einer türkischen Bäckerei grenzt, im hofseitigen Trakt des Zinshauses unter einer aufgelassenen Lederfärberei. Ein relativ sicherer Ort, weil der Keller von den Mietern viele Jahre nicht benutzt werden durfte. Die Färberei hat dort Fässer mit hochgiftigen, ätzenden Chemikalien verrosten lassen, die erst im Zuge der Renovierungsarbeiten entsorgt wurden, bei denen zwei Arbeiter die Mumie entdeckt haben. Also zwar ein sicherer Ort, aber sicherlich nicht besonders einladend.

Das Haus in der Mollardgasse stand vor dem Fund der zweiten Mumie, das war im August 96, schon seit fast zehn Jahren leer. Ein Abbruchhaus neben einer Großwäscherei. Unser Mann hat gewußt: Die Temperatur stimmt, und hier ist er ungestört. Außer vielleicht ein paar Unterstandslosen würde sich kein Mensch in die Bruchbude verirren. Auch da wieder: optimale Sicherheit, aber wenig Komfort.

Und in der Auhofstraße waren die Bedingungen dann geradezu ideal. Eine gepflegte leerstehende Villa, umgeben von einem großen Garten, keine unmittelbaren Nachbarn, ein Kellergewölbe, das für seine Absichten wie geschaffen war, und die Gewißheit, daß ihn hier niemand überraschen würde.

Aber ausgerechnet am Tatort Auhofstraße, mit dem er ganz auf Nummer Sicher gehen wollte, ist ihm sein erster Fehler unterlaufen.

Wie viele seiner Kollegen kehrt auch unser Totenvogel immer wieder gern an die Stätten seines Wirkens zurück. Das ist für ihn wie für unsereins ein Friedhofsbesuch. Er hält Kontakt zu seinen Toten, zeigt ihnen so seine Verbundenheit über den Tod hinaus und genießt noch einmal in der Erinnerung seinen Triumph.

Im Fall Auhofstraße gibt er sich uns aber genau dadurch als jemand zu erkennen, der nicht nur über die Örtlichkeiten, sondern auch über die Geschicke des Hauses äußerst gut Bescheid weiß. Unser Mann hat Zugang zu Informationen, an die man nur herankommen kann, wenn man den Bewohner kennt. Und das war bis vor zwei Monaten unser Freund Knapp. Nur wer den Knapp kennt, weiß, wann dieser für längere Zeit ins Ausland fährt und die Villa unbewohnt ist; er weiß auch, wann der Knapp das Haus aufgibt und wegzieht; und er macht sich auch schlau darüber, ob und wann die Villa den Besitzer wechselt. Denn mit dem Auftauchen von neuen Eigentümern verliert unser Totenvogel seine heilige Stätte.

Er hat in den letzten Tagen mit Verbitterung das emsige Kommen und Gehen beobachtet, und als er feststellen mußte, daß in seinem Totenreich Vandalen und Grabschänder am Werk waren, hat er eilig seine Leiche weggeschafft, an einen sicheren Ort, wo er allein und ungestört trauern und in Gedanken bereits sein nächstes Werk in Angriff nehmen kann.

Das wär's. Mehr hab ich vorläufig zur Person unseres Totenvogels leider nicht anzubieten. Aber es ist zumindest ein Anfang, hoffe ich. Eine Diskussions- und Arbeitsgrundlage.

Ich werde Ihnen nicht verraten, wieviel davon reine Spekulation ist, welche Erkenntnisse ich meiner bescheidenen Berufserfahrung zuschreiben würde und wieviel Prozent man sozusagen im Morgenurin hat. Weil ich will Sie ja nicht entmutigen."

19

Und damit läßt sich Brunner, von seinem Nachmittagsspaziergang erschöpft, in den ledernen Ohrensessel fallen, zündet sich eine *Marlboro* an und blickt erwartungsvoll in die Runde.

„Hat was", sagt der Doc mit belegter Stimme, räuspert sich und wiederholt dann nicht wesentlich lauter: „Hat was. Ohne Zweifel. Ich frage mich nur, wie ich dieses unentwirrbare Geflecht aus – wie Sie selbst richtig sagen – Facts, Spekulation und profunder Analyse einem Computer eingeben kann.“

„Mich dürfen Sie das ned fragen“, sagt Brunner. „Die Hauptsach ist, Sie finden in dem Kastl die Sachen wieder, wann wir sie brauchen.“

Mich hat Brunners Solo natürlich nicht weniger beeindruckt als den Doc. Ich meine, hätte er es auf der Gitarre oder dem Tenorsaxofon gespielt, und der Schauplatz wäre nicht das Arbeitszimmer des Doc, sondern ein verqualmter Club mit gut sortierter Bar, dann stünde ich jetzt auf meinem Barhocker und spendete ihm neidlos und begeistert Szenenapplaus.

So aber hocke ich ziemlich mitgenommen auf meinem Notsitz und stelle nach längerem Überlegen die Frage in den Raum:

„Seh ich das richtig, daß wir dringend den Knapp brauchen, weil der den Totenvogel persönlich und mit Namen kennt?“

„Den Knapp können wir vorerst vergessen. Ich war in der Zwischenzeit auch nicht ganz untätig“, sagt der Doc, während er sanft über den Bildschirm seines Großbildmonitors streicht, „und kann daher berichten, daß Frido Knapp Anfang Dezember eine Dachgarten-Wohnung samt Atelier in Hamburg-Eppendorf bezogen hat, sich derzeit jedoch auf Motivsuche und Fotosession in New Mexico befindet. An seiner Kontaktadresse, einem Hotel in Albuquerque, hat man mir mitgeteilt, daß der Knapp und seine Crew im Mesa-Verde-Nationalpark arbeiten und nicht vor Mittwoch nächster Woche zurückerwartet werden. Und falls es interessiert: Die Damen und Herren sind nicht etwa im gemeinen Land-Rover unterwegs, sondern in zwei gecharterten Hubschraubern.“

Keine Ahnung, was Brunner plötzlich auf die Idee bringt, vielleicht hat es auch was mit seinem Morgenurin zu tun, jedenfalls wendet er sich ganz ruhig und gemächlich an den Doc und meint:

„Wenn der Knapp blöderweise grad jetzt Amerika entdeckt, dann wird uns halt ihre gemeinsame Bekannte weiterhelfen, die Dings, die Tochter von dem Zuckerbäcker."

„Die Iris?" sagt der Doc. „Was soll die uns helfen?"

„Das müssen Sie wissen, Herr Dresch", meint Brunner. „Hat sie ein Gspusi gehabt mit dem Knapp? Hat sie bei ihm in der Auhofstraße gewohnt? Ja oder nein? Wenn ja: Was kann sie uns erzählen über den Hausbrauch, über Freunde, Gäste, Mitarbeiter, die in der Villa ein- und ausgegangen sind?"

Der Doc kriegt zwar keine roten Flecken, ringt aber sichtlich mit der Fassung.

„Natürlich weiß sie Einiges", bringt er grad noch hervor. „Aber die Iris ist im Waldviertel."

„Dort gibt's, soviel ich weiß, von meinem Herrn Sohn, der mit einer Waldviertlerin aus Horn verheiratet ist, aber auch schon die längste Zeit Telefon. Also könnten wir die Frau Iris ganz einfach anrufen und sie fragen", sagt Brunner und steht auf. Die Zögerlichkeit des Doc, wenn das Gespräch auf Iris und ihre Beziehung zu Frido Knapp kommt, macht ihn nervös und ungeduldig. Dem Doc entgeht das nicht, und so ringt er sich endlich zu einer klaren Auskunft durch:

„Die Iris hat oben im Waldviertel kein Telefon. Wenn sie an einem neuen Buch arbeitet, zieht sie sich völlig zurück, da braucht sie absolute Ruhe. Aber ich habe heute ihre Mutter angerufen, übrigens eine ganz reizende Dame, und die hat mir Iris Postanschrift verraten. Herrmannsschlag 7. Das ist in der Nähe von Litschau, gleich an der tschechischen Grenze."

„Wenn das Wetter so weitermacht, dann brauchen wir da hinauf auch bald einen Hubschrauber, oder Schlittenhunde", sagt Brunner und fängt wieder an, im Arbeitszimmer auf und abzugehen.

„Sie wollen doch nicht allen Ernstes ...?" schnaubt der Doc und winkt kategorisch ab. „Ohne mich! Ohne mich!"

„Es geht nicht drum, was ich will, Herr Dresch, und es geht auch nicht drum, was Sie wollen oder der Herr Doktor! Und was da passiert, ist auch kein Computerspiel, sondern das ist eine Hacken! Das war 27 Jahre mein Beruf, und das ist er auch heute noch, auch wenn ein paar Ex-Kollegen anderer Meinung sind! Und wenn ich in der Hacken bin, Herr Dresch, dann mach ich sie so gut ich kann, wurscht ob es draußen regnet, schneit oder Roßknödeln hagelt. Und wenn die Frau Iris zur Zeit unsere einzige verfügbare Informationsquelle ist, dann geh ich auch zu Fuß zu ihr nach Hermagor!"

„Hermannschlag", sage ich. „Kenn ich zufällig. Ich war im Sommer in der Gegend oft mit dem Radl unterwegs. Herrlich. Aber jetzt im Februar ist man da oben sozusagen am Arsch der Welt."

Brunner hat meinen leisen Einwand entweder überhört oder die Sache schon längst für uns beide entschieden:

„Also macht der Herr Dresch weiter an seinem Computer", sagt er, „und wir zwei packen uns die lange Unterhosen und den Skipullover ein, Herr Doktor."

20

Brunner steht am Fenster eines Raucherabteils und winkt, als er mich im dichten Schneetreiben über den Bahnsteig rennen sieht, in einer Hand die Ärztetasche mit dem Allernotwendigsten für eine frostige Waldviertler Nacht, in der anderen ein Plastiksackerl mit Reiseproviant (drei Dosen Gösser, zwei heiße Leberkässemmeln), den ich noch rasch am Imbißstand in der Bahnhofshalle eingekauft hab. Pünktlich mit Anfahren des Personenzugs nach Gmünd (mit Anschluß nach Litschau) springe ich auf, was zwar streng verboten ist, aber auf dem Perron war weder ein Fahrdienstleiter noch sonst eine Menschenseele zu sehen, die sich für mein Vergehen interessiert hätte.

„Das war knapp. Ich hab schon geglaubt, Sie lassen mich im Stich, Herr Doktor“, begrüßt mich Brunner, als ich hinter mir die Schiebetür des Abteils schließe und, mit einer leichten Atemnot kämpfend, in die weiche Sitzpolsterung sinke.

Brunner hat seine antike Aktenmappe gegen eine neue Reisetasche getauscht und kramt daraus einen Flachmann hervor.

„Zur Vorbeugung“, sagt er und reicht mir die Flasche. „Weil eine Grippe können wir uns jetzt nicht leisten. Übrigens, ich hab mich erkundigt. Es geht heut tatsächlich kein Zug mehr zurück nach Wien. Nur noch der Postautobus, aber den erwischen wir nicht, wenn wir uns mit der Frau Fabian länger als eine halbe Stunde unterhalten wollen. Also werden wir uns auf jeden Fall ein Quartier suchen müssen.“

Zu dieser Jahreszeit verirrt sich kaum ein Urlauber in Österreichs hohen Norden. Die erbärmlich niedrigen Temperaturen und der vorherrschende Dauernebel vermiesen dem Gast nämlich die spröde landschaftliche Schönheit, mit der das nördliche Waldviertel gesegnet ist. Die Gastronomie- und Beherbergungsbetriebe der Region wissen das, und daher ist damit zu rechnen, daß wir zwar jede Menge freier Gästezimmer vorfinden werden, die aber bedauerlicher Weise seit Monaten nicht beheizt wurden.

Ich behalte meine Befürchtung einstweilen für mich und nehme einen kräftigen vorbeugenden Schluck. *Scharlachberg*. Dann gebe ich den Flachmann an Brunner zurück. Der zögert kurz, schraubt den Verschluß wieder zu und packt die Flasche weg.

„Ich hab schon“, sagt er. Und nach einer Pause: „Vorgebeugt, mein ich.“

„Verstehe“, sage ich.

Brunner lächelt wissend, und ich lächle wissend zurück.

Draußen schieben die Österreichischen Bundesbahnen die nordwestlichen Ausläufer Wiens vorbei. Sollten sie dabei die Erbauung der Fahrgäste im Sinn haben, dann ist die Aktion ein glatter Fehlschlag. Ich widme mich angesichts der gebotenen Aussicht lieber meiner Leberkässemmel und dem ersten Bier. Brunner jedoch starrt irgendwie fasziniert aus dem Fenster, hinaus in das heftige Schneegestöber, das die krötenhafte Häßlichkeit der suburbanen Industriezone auch nicht wirklich verschleiern kann.

„New Mexico", meint er.

„Inwiefern?" frage ich mit vollem Mund, was sich dann anhört wie „Mimpfiberm".

„Daß manche Leut immer auf die Butterseite fallen."

„Inwiefern?" frage ich ein zweites Mal, aber erst nachdem ich runtergegessen habe.

„Der Knapp. Fliegt jetzt in einem Hubschrauber voll fescher Katzen in New Mexico spazieren, und was machen wir?"

„Naja", sage ich, „hätten wir halt was Anständiges gelernt."

Brunner lacht.

Und ich sehe den Knapp, den ich noch nie im Leben gesehen habe, in der khakifarbenen Kurzen und dem Polohemd vom italienischen Designer, bei mindestens 40 Grad (im Schatten) an seiner Kamera, hoch droben auf dem Plateau einer dieser knallroten Tafelberge, wie sie in New Mexico so üblich sind, in der prallen Sonne; und weil er sich das fix eingebildet hat, posiert für ihn ein halbes Dutzend Supermodels nur in Cowboystiefeln und der neuesten Pelzkollektion eines französischen Modezars: Chincilla und Ozelot, Nutria und Silberfuchs auf nackter Haut. Und ich denk mir: Das brauchst du eigentlich auch nicht wirklich dringend, Kurtl. Weder die schönen Kleider so vieler toter Tiere, noch den Grant der Models, den ich mir fraglos zuziehe, wenn ich sie in der Mörderhitze im Winterpelz durch die Wüste hetze; und auch nicht den Sonnenbrand, den man sich bei einem solchen Unternehmen unweigerlich einfängt. Da sitz ich lieber in der Franz-Josefs-Bahn, draußen fällt leise der Schnee, herinnen läuft leise die Heizung auf Hochtouren, und ...

Der Schaffner kommt. Wir sind die einzigen Passagiere in diesem Waggon, sagt er. Und daß bei dem Sauwetter kein Mensch da hinauffährt, wo wir hinwollen, der nicht unbedingt muß. Er muß leider, der Lokführer muß leider auch, und noch ein paar Schulkinder, aber die fahren nur bis Schrems. Ab da haben Brunner und ich dann den ganzen Zug für uns allein.

Ich glaub ja, er würde noch gern mit uns weiterplaudern, aber weder Brunner noch ich sind momentan in Gesprächslaune, und als der Schaffner gegangen ist, nicken wir einandern nur stumm zu, und jeder zieht sich wiederum in sein Allerheiligstes zurück. Dort denkt Brunner über New Mexico und Frido Knapps fesche Hasen wahrscheinlich ganz anders nach als ich. Und ich denke an Axel und Ronnie, die ich nur schweren Herzens auf meiner Baustelle mit ihren Fliesentrümmern allein gelassen habe, nicht ohne ihnen allerdings einzuschärfen, daß sie ausnahmsweise höflich und zuvorkommend sein sollen, falls sich eine junge blonde Dame nach mir erkundigen kommt.

„*Wie* blond?" grinste Ronnie. Und Axel versprach, Gitti Kaltenbeck auszurichten, daß mich dringende Geschäfte aus der Stadt geführt hätten und ich gleich nach meiner Rückkehr, vermutlich morgen, also samstags, bei ihr vorbeischauen würde. Kein Wort über den Totenvogel. Kein Wort über Iris Fabian und das Waldviertel. Kein Wort zu niemand. Auch nicht zu den Burschen, wie mit Brunner abgemacht.

Als ich die Augen wieder aufmache, hat Brunner eine Lesebrille auf der Nase und seine privaten Aufzeichnungen zusammen mit den Raubkopien der polizeilichen Ermittlungsakten über die ersten beiden Mumienfunde neben sich auf der Sitzbank ausgebreitet. Er schlichtet die losen Blätter nach einem mir nicht schlüssigen System, das irgendwie ans Patiencenlegen erinnert, immer wieder um, schüttelt, mit dem Ergebnis unzufrieden, den Kopf, zieht an seiner *Marlboro*, und startet einen nächsten Versuch.

Ich schau ihm eine Weile schweigend zu.

„Der Allesbrenner", sagt Brunner unvermittelt und nimmt seine Brille ab. „Der Scheißofen mit den Knochenrestln paßt ganz einfach nicht dazu. Während Sie ihren Schönheitsschlaf gehalten haben, Herr Doktor, hab ich mir die Arbeit des Burschen noch einmal angeschaut. Der Tätertyp ändert nicht seine Methode, und er hat seine ganz eigene, unverkennbare Handschrift. Die hinterläßt er an jedem Tatort wie einen Stempel, wie ein Autogramm. Und der Allesbrenner trägt nicht die Handschrift von unserem Totenvogel."

„Sie meinen, im Knapp-Keller war nicht nur ein Mörder tätig?"

„Schaut so aus", meint Brunner. „Ich setz ja sehr auf dem Dresch seine Ex. Wenn wir die heute zum Plaudern bringen, dann werden wir nachher sehr viel gescheiter sein, das weiß ich. Apropos: Ich wollt Sie nicht überfahren mit dieser Reise, Herr Doktor. Aber die Sache ist die: Die Dings, die Frau Fabian, muß nicht mit mir reden, wenn sie nicht will. Ich bin nur ein gewöhnlicher Pensionist. Ich hab keine Befugnisse mehr und keine Kompetenzen. Das werden wir ihr natürlich nicht unbedingt auf die Nase binden, aber so schaut's de jure aus. Wenn aber der Herr Ostbahn mit mir vor ihrer Tür steht, dann haben wir den Prominentenbonus, und der kann Berge versetzen. Sie lassen ein bißl den Schmäh rennen und sagen ihr, was junge Damen halt gern hören, und den Rest mach ich dann schon."

„Verstehe", sage ich. Daß mich Brunner nicht wegen meiner kriminalistischen Fachkenntnis in Österreichs Kälteloch verschleppen will, war mir von Anfang an ziemlich klar. Aber daß er nur jemand braucht, der Iris Fabian durch seine prominente Anwesenheit die Zunge löst, wird wohl noch längere Zeit an mir nagen.

Ich mach mir das zweite *Gösser* auf und schau aus dem Fenster.

Es wird schon dunkel. Und die Österreichischen Bundesbahnen ziehen draußen ein Werbetransparent der transsibirischen Eisenbahn vorbei. Stille Nächte in der Taiga oder so.

21

„Das letzte Stück müssen die Herrn leider zu Fuß gehen", sagt der mutige Fuhrunternehmer, der sich zu dieser Expedition vom Bahnhof in Litschau in die dicht verschneite Ödnis der Wälder unmittelbar an der Staatsgrenze überreden ließ.

Er zeigt auf ein schwaches Licht in der Ferne. Dort ist Herrmannsschlag 7. Und dort, Kilometer von der nächsten menschlichen Behausung entfernt, wohnt Iris Fabian, die der Fuhrunternehmer aus Erzählungen als „die narrische Malerin" kennt, weil welche junge Frau, die ihre sieben Sinne beisammen hat, wohnt schon freiwillig mutterseelenallein da heraußen in einem uralten Bauernhaus ohne Strom und Telefon und Fließwasser.

Genau hier an dieser Stelle, wo von der kaum frequentierten (und deshalb von der örtlichen Schneeräumung nicht unbedingt verwöhnten) Landstraße der Forstweg hinunter zu Iris Fabians Künstlerklause abbiegt, wird uns der gute Mann in drei Stunden wieder abholen. Oder besser, weil er sich angesichts der Witterungsverhältnisse nicht auf die Minute festlegen will: Er wird hupen, wenn er wieder da ist. Und bis dahin werden unsere Fremdenzimmer in der Frühstückspension seiner Schwägerin bacherlwarm sein, verspricht er. Dann wünscht er uns noch viel Glück und macht rasch kehrt in Richtung Zivilisation.

Es ist stockfinstere Nacht, und Brunner und ich stemmen uns gegen das eisige Toben des Schneesturms. Für eine fröhliche Schlittenfahrt wären wir ausreichend ausgerüstet, diese Schneehölle aber erfordert mehr an Equipment als Schal und Pudelhaube bzw. Brunners russische Pelzkappe mit den ausklappbaren Ohrenschützern. Nur jetzt ist es zu spät. Jetzt bewahrt uns nur ein entschlossenes Vorrücken vor dem Kältetod. Brunner leuchtet uns mit seiner Taschenlampe den Weg, der als solcher nicht mehr zu erkennen ist. Vor uns führt eine Schneeverwehung, die von dichtem dunklen Tann gesäumt wird, talwärts zu dem rettenden Licht von Iris Fabians Behausung.

Bei Tageslicht, Sonnenschein und vernünftigen Bodenverhältnissen wäre der Forstweg in ein paar Minuten zu bewältigen. Heute stapfen, stolpern und straucheln Brunner und ich zirka eine halbe Stunde durch die Nacht, bis wir endlich und mit den Kräften ziemlich am Ende am Rand der kleinen Lichtung stehen, auf der sich – sicherlich nicht in diesem Jahrhundert – ein von Pioniergeist und (wahrscheinlich religiös motivierter) Selbstaufgabe durchdrungener Landwirt ein ebenerdiges Holzhaus und eine Scheune errichtet hat.

Aus der Luke im Dachgeschoß des Hauses kommt das Licht, das wir oben an der Straße vom Wagen aus gesehen haben und das uns auch in den dunkelsten Minuten unseres Abstiegs, wie einst der Stern von Bethlehem den drei Weisen aus dem Morgenland, den Weg gewiesen hat.

„Also das wär nix für mich. Weit und breit nur Gegend. Das macht mich ganz nervös“, gibt sich Brunner als überzeugter Stadtmensch zu erkennen.

Dann stapfen wir auf die Haustür zu, durch eine kniehohe Schneewächte, die davon zeugt, daß Iris Fabian ihr Haus nur ungern verläßt, und wenn, dann nicht um Schnee zu schaufeln.

Durch das Heulen des Windes ist das ferne Tuckern eines Stromaggregats zu hören, und leise Fetzen von Musik, die zwar nicht aus der Gegend kommt, sich aber perfekt in die schwermütige Kargheit der Landschaft einfügt. Bessie Smith, Ida Cox, Billie Holliday.

Als auf unser höfliches Klopfen niemand reagiert, kämpfe ich mich unter die Dachluke vor und versuche mein Glück mit einem aus voller Brust hinausgeschmetterten Hallo. Es bedarf mindestens eines halben Dutzends erfolgloser Versuche, bis sich endlich Brunner zu mir gesellt, und dann brüllen wir im Chor.

In der Dachluke taucht der Schattenriß eines Kopfes auf.

„Ist da jemand?“

Eine weibliche Stimme, die der Schneesturm packt und mit sich fortreißt in die schweigenden Wälder.

„Wir sind’s“, rufe ich hinauf, weil mir nix Besseres einfällt.

„Moment“, ruft die Stimme, und der Kopf verschwindet wieder.

Wir stapfen zurück zur Haustür und warten.

„Nicht vergessen, Herr Doktor: Wir wollen was wissen. Aber zu erzählen haben wir nur das Nötigste. Und noch was: Immer knapp an der Wahrheit bleiben, so lügt es sich am besten!“ nützt Brunner die Wartezeit, den alten Hasen heraushängen zu lassen. Dann klopft er mir auf die Schulter. Väterlich. Aufmunternd.

Iris Fabian paßt in die Landschaft wie ihre Musik.

Sie ist keine Schönheit im landläufigen Sinn, würde ich sagen, aber von einer herben Grazie, die einem nur die Stürme des Lebens bescheren können. Im Leben von Iris Fabian hat es nur selten Windstille gegeben. Das sieht man ihr an, wie man den ewig Wohlbehüteten ansieht, daß Schönheit auch eine verdammt langweilige Angelegenheit sein kann. Und man weiß auch gleich, warum Iris’ Kinderbuchheldin ein Igel ist. Ihr stehen die dunklen, kurz geschnittenen Haare in widerspenstigen Strähnen und Schippeln zu Berge, aber mit Sicherheit nicht, weil sie sich das beim Friseur so bestellt hat.

„Ja, bitte?“ sagt sie und bestaunt zwei vermummte ältere

Herren, die vor ihrer Tür nicht länger im Schnee stehen wollen.

„Frau Fabian?“ sagt Brunner. „Entschuldigen Sie die Störung, aber wir hätten da ein paar Fragen, der Herr Doktor und ich.“ Und dabei tritt er aus dem Licht, um mich wirken zu lassen, was aber bei Iris Fabian die Wirkung verfehlt. „Dürften wir auf einen Sprung weiterkommen?“

„Ich weiß nicht. Ja, natürlich. Bitte“, sagt Iris und bittet uns herein. „Is irgendwas? Ich mein, is irgendwas passiert?“

„Brunner. Sicherheitsbüro. Keine Angst. Garnix is passiert“, lügt Brunner, knapp vorbei an der Wahrheit, und tritt vor mir ins Haus. „Den Herrn Doktor kennen Sie ja wahrscheinlich eh“.

„D'Ehre“, sage ich und ziehe mir die Pudelmütze vom Kopf.

„Ich glaub, wir haben uns schon einmal gesehen, drüben in Litschau. Sie sind der neue Gemeindearzt, gelt?“ sagt Iris und schüttelt mir kräftig die Hand.

Ich schätze, der Prominentenbonus, auf den Brunner so sehr gesetzt hat, greift in diesem Haushalt nicht so ganz.

22

Es gibt Mangotee, Kirschblütentee, Schafgarbentee, Hagebuttentee, Orangenblütentee, Wacholdertee, Pfefferminztee, Zitronentee, Hibiskustee, Kamillentee, jeden Tee.

„Ein normaler russischer wär mir recht“, sagt Brunner. „Vielleicht mit einem Schuß Rum.“

„Rum hab ich leider nicht im Haus“, bedauert die Gastgeberin, „aber einen Schnaps. Selbstgebrannt. Nicht von mir, natürlich. Vom Winzer.“

„Klingt gescheit und gesund“, meint Brunner und nickt angetan. Iris hat für uns die mit honigfarbenen Butzenscheiben verglasten Flügeltüren ihrer Kredenz geöffnet und präsentiert ihr Sortiment an Genußmittelvorräten für viele lange kalte Abende und Nächte.

„Und Sie, Herr Doktor?"

„Ich würd mich glatt dem Herrn Oberinspektor anschließen", sage ich. Brunner zieht die Augenbrauen hoch. Der Oberinspektor war nicht nach seinem Geschmack. Aber was weiß ich, welchen Titel er tragen würde, wäre er noch in Amt und Würden. Polizeirat? Kriminalrat? Morddezernatsrat?

Aber sonst haben wir es wirklich gemütlich. Draußen tobt der Sturm ums Haus, und umso mehr weiß man eine gute Stube zu schätzen, die heimelige Wärme und das leise Knistern des alten Herdes, den matten Schein der Duftkerzen und Petroleumlampen (denn elektrisches Licht gibt es nur in dem zum Künstleratelier ausgebauten Dachgeschoß) und die ungezwungene Gastfreundlichkeit unserer eremitischen Informantin.

Seit sie das letzte Mal in Litschau, im Supermarkt, einkaufen war, hat sie mit keinem Menschen gesprochen, außer mit sich selbst, erzählt Iris, während sie einen großen Topf Wasser auf die Herdplatte stellt und Brennholz in den Ofen schiebt. Einkaufen war sie das letzte Mal am Donnerstag vergangener Woche. Kann aber auch am Freitag gewesen sein. Irgendwann spielen Datum und Zeit hier heraußen keine Rolle mehr. Da bestimmen ganz andere Dinge den Lauf des Lebens. Zum Beispiel die Rehe, die jeden Abend auf der Lichtung nach Futter suchen und sich immer näher ans Haus heranwagen. Oder das Heulen der Wölfe, die es aus der Hohen Tatra hierher verschlagen hat und die ihr seit ein paar Wochen Nacht für Nacht den Schlaf rauben.

Man sagt ja, daß Menschen, die lange Zeit sich selbst überlassen waren, ein bißl eigen und wunderlich werden, aber bei Iris hab ich den Eindruck, sie kommt ziemlich gut zurecht – mit sich selbst, den vielen Tieren und möglichst wenig Menschen. Es ist sicher so, daß man sich mit Einsiedlern wie Iris, die morgens mit den Hühnern aufstehen und nach dem abendlichen Plausch mit der lokalen Rehfamilie ins Bett gehen, nicht kropfert lachen kann, aber diese Welt ist ohnedies reich gesegnet mit Stimmungskanonen, die in ihrem eigenen Lärm die Erfüllung finden.

Mein Ideal liegt genau irgendwo dazwischen. Aber das ist eine andere Geschichte.

Und auch, daß ich mir im Leben des Doktor Trash bisher eigentlich keine Frau, und ab jetzt nur eine Frau wie Iris Fabian vorstellen kann. Die zwei zwar nicht Hand in Hand und auch nicht in trauter Zweisamkeit unter einem Dach, aber auf eine feinstoffliche Art zu einem harmonischen Ganzen verbunden, in dem der Doc für die schwarze nächtliche Hälfte zuständig ist, und Iris für die strahlende Kraft des Tages.

Was ein professioneller Geilspecht wie Frido Knapp in dieser, wie mir scheint, perfekten Konstellation verloren hat, ist mir allerdings ein Rätsel.

Und dessen Lösung wird wohl noch auf sich warten lassen, denn Iris serviert uns mit dem hochprozentigen Russischen einen Abriß ihrer kreativen Krisen, die sie während der Arbeit am jüngsten Abenteuer von „Iris Igel und Mona Maus“ durchleben mußte, weil sie mitten in der Arbeit erkannt hat, daß die Zeit gekommen ist, sich völlig neuen künstlerischen Herausforderungen zu stellen.

Ich glaub zu wissen, wovon sie spricht, aber Brunner wird schön langsam ungeduldig.

„Weil wir grad so gemütlich beisammensitzen“, sagt er und wärmt sich die Hände am Teehäferl, „der Herr Doktor und ich ...“

Aber Iris muß sich jetzt für die Verwechslung entschuldigen, die ihr in ihrer Aufregung an der Tür passiert ist, denn natürlich hat sie längst erkannt, daß ich der Musikant sein muß, von dem ihr früher der Doc öfters erzählt hat: Daß sich ausgerechnet ein Rock-and-Roll-Sänger in seiner Freizeit in selbstaufopfernder Art und Weise in den Dienst der Verbrechensbekämpfung stellt, hat sie damals schon ziemlich beeindruckt. Ich weiß nicht, was ihr der Doc genau erzählt hat, aber ich hatte bisher den Eindruck, ich komm an meine Fälle immer wie die Jungfrau zum Kind. Aber soll ich ihr das jetzt sagen und damit das Heiligenbild zerstören, das sie von mir im Herzen trägt?

„Draußen im Halbdunkel an der Tür haben Sie dem neuen Gemeindearzt tatsächlich zum Verwechseln ähnlich gesehen", sagt Iris. „Jetzt bei Licht und ohne ihre Pudelmütze weiß ich garnicht, wie ich darauf kommen konnte. Der Arzt ist wesentlich jünger, und er hat eine richtige Mähne."

Iris lacht leise um Entschuldigung und zeigt dabei viele strahlend weiße Zähne.

„Kein Problem", sage ich.

Seit einiger Zeit haben in ihrem Lebkuchenhaus nicht mehr Bessie Smith, Ida Cox oder Billie Holliday den Blues, sondern ein Trompetenspieler. Eben vorhin schwebte ein alter Gershwin-Schlager durch die Stube, „Someone To Watch Over Me", und jetzt eine gesungene Version von „Time After Time".

„Apropos. Wer ist das?" frage ich Iris.

„Chet Baker. Mit seinem Quartett. 1954."

„Wunderbar", sage ich. „Und wer ist der Sänger?"

„Chet Baker. Singt und spielt Trompete."

Daß der traurige Trompeter auch ein wunderbar trauriger Sänger gewesen ist, wird eine der vorrangigen Informationen sein, die ich aus dem Waldviertel mit nach Hause nehme.

Brunner kann mit dieser Information, Chet Baker und der ganzen Jazzmusik offenbar nix anfangen, denn er platzt mit der Feststellung in unser Gespräch, daß in seinem Metier ein so zurückhaltender Sänger jeden Vernehmungsbeamten auf die Palme und in Weißglut bringt.

„Das sind die Flüsterer", meint er, und: „Die sind die hartnäckigsten von allen. An denen beißt man sich die Zähne aus."

Iris schaut ihn verständnislos an, aber Brunner hat nicht

vor, Licht in das Dunkel seiner für den kriminalistischen Laien unverständlichen Anmerkung zu bringen, sondern dirigiert das Tischgespräch mit einem saloppen „Weil wir grad beim Thema sind“ auf den eigentlichn Grund unserer Winterreise.

Er macht das für Iris ziemlich nervenschonend, indem er immer wieder einfließen läßt, daß unser Besuch eine reine Routineangelegenheit ist, die einem im Zuge der ermittlerischen Fußarbeit leider nicht erspart bleibt, aber als er bei der Mumie im Keller und den Skelettresten im Allesbrenner angelangt ist, wird Iris ziemlich blaß und knabbert von da an an ihrem Daumennagel, wie sie das wahrscheinlich schon als Kind getan hat, beim Kasperl und dem Krokodil.

Tja, und da der Herr Knapp derzeit für nähere Auskünfte, das berufliche und gesellschaftliche Leben in der Auhofstraße 238 betreffend, nicht zur Verfügung steht, weil er außer Landes und zwar in den Wüsten New Mexicos weilt, würden wir die gnädige Frau darum ersuchen, sich an ihre gemeinsame Zeit mit dem Frido zu erinnern, wobei uns natürlich alles interessiert, ganz besonders aber Ereignisse rund um den Fotokeller und Begegnungen mit Personen, auf die die in groben Zügen skizzierte Beschreibung des Täters zutrifft.

„Also das ist ja alles ein Wahnsinn“, sagt Iris und holt tief Luft. „Ich weiß garnicht, wo ich anfangen soll.“

„Wo sie wollen, Frau Fabian“, sagt Brunner, „erzählen Sie uns einfach, was Ihnen einfällt. Wir machen uns dann schon unseren Reim drauf.“

Er lächelt verständnisvoll, also lächle auch ich verständnisvoll, und Iris schaut verstört und hilfesuchend von einem verständnisvollen Lächeln zum andern.

Gerade noch war alles so schön aufgeräumt und friedlich in ihrem Leben. Dann trampeln Brunner und ich herein und erinnern sie daran, daß das lange Zeit nicht so gewesen ist.

23

Also der Knapp, als er noch Heinrich geheißen hat, Heinrich Knapp, und Student war an der Angewandten, an der Hochschule für Angewandte Kunst am Stubenring: eine Naturgewalt, ein kreativer Hurrikan, immer am Limit, überdreht und unberechenbar. Primadonna und beleidigte Leberwurst. Dämon und Dandy. Ein verzogenes rotzfreches Kind, das nicht weiß, wohin mit seinen vielen Talenten.

1983. Herbst. Iris lernt den Knapp bei einem Studentenfest in der Aula der Angewandten kennen. Er ist zwar nicht der Star des Abends, denn bei dieser Art von Festen ist jeder ein Star, aber er setzt sich ganz besonders gut in Szene. Während drei als Rockband verkleidete Kunststudenten immer wieder ihr Gesamtrepertoire von drei Nummern abspulen, das jedoch mit dramatisch zunehmender Lautstärke – eine Aktion, die vom fachkundigen Publikum als genialer Dilletantismus goutiert wird –, entern Knapp und seine vier kaum bekleideten Akteure unangemeldet die Bühne. Knapp bringt die Mädchen und Burschen unter dem Hallo der Festgäste paarweise in eindeutig sexuelle Beziehung zueinander, die erstarren in ihren Positionen zu lebenden Skulpturen, und dann beginnt der Überraschungskünstler mit der Verhüllung seiner Modelle. Die Männerkörper werden in Alufolie gewickelt, die Frauen in schwarzes Plastik gepackt. Das Ergebnis dieser frühen Knapp-Performance (Titel: „Krieg der Sterne") sieht aus, als hätte der Himmelvater Darth Vader's sündige Töchter beim Geschlechtsverkehr mit zwei Sternenwesen aus einem billigen 50er-Jahre-Science-Fiction-Film ertappt und strafweise tiefgefroren.

Damals findet Iris, die gerade ihren Abschluß an der Grafischen Lehr- und Versuchsanstalt gemacht hat, den jungen aufstrebenden Künstler wahnsinnig originell und amüsant. Und von dieser ersten Begegnung in der Aula der Angewandten rührt auch noch ihre Angewohnheit, den Knapp nicht Frido zu nennen sondern Heinrich. Oder Heini, was er aber garnicht mochte.

Dann war Amerika. Iris bei ihrer älteren Schwester Clara. Ein paar Monate in der Nähe von New York, dann der Umzug nach Boston. Und schließlich das Jahr an der UCLA, der University of Southern California, ein Jahr des Müßiggangs, in dem sie Calvin kennenlernt, Filmstudent und die erste wirklich große Liebe, ein Chaot und Verrückter, wie alle wirklich großen Lieben ihres Lebens. Mit ihm wäre sie heute verheiratet und hätte wahrscheinlich ein halbes Dutzend verrückter Kinder, oder wäre schon längst wieder geschieden. Auf jeden Fall wäre die Sache mit Cal ganz anders verlaufen, wenn er von einem Mescalin-Trip nicht mit der felsenfesten Überzeugung zurückgekehrt wäre, die Inkarnation von Jim Morrison zu sein.

1987. Wieder in Wien. Und nach heftigen Friktionen mit dem Vater das erste Mal in der Situation, ganz allein für den Lebensunterhalt aufkommen zu müssen. An der Bar im U4 ein Wiedersehen mit dem Knapp. Sie jobbt hinter der Theke, er trinkt in dieser Nacht massenhaft Tequila und hält eine Bande furchtbar wichtiger Arschkriecher frei. Der Knapp ist unterwegs nach oben und heißt bereits Frido. Als gegen Morgen die Trinkkumpane nach und nach abfallen und der Star an der Bar nah dran ist, zu einem von künstlerischem Selbstzweifel zerfressenen Häufchen Elend zu verkommen, erinnert ihn Iris an seine ersten Triumphe, damals an der Angewandten, als er noch der Heinrich war. Der Knapp will daraufhin sofort ihre Telefonnummer. Und als sie ein paar Tage später miteinander telefonieren, kann er sich zwar nicht mehr dran erinnern, weshalb er ihre Nummer mit so vielen Rufzeichen eingerahmt hat, aber er weiß, daß bei ihm im Verlag dringend nach einer Illustratorin gesucht wird, die sich auf Tierkarikaturen versteht – schmusende Wale, bumsende Pandas, kiffende Leguane.

Es ist dann zwar ganz anders, nämlich eine Umweltschutzbroschüre für die Volksschulen der Gemeinde Wien, aber auf einmal ist Iris im Geschäft. Und es verstreichen weitere sechs Jahre, in denen der Knapp zum Starfotografen avanciert und Iris mit ihren *Iris Igel und Mona Maus*-Abenteuern immer mehr Kleinkinderherzen höhen schlagen läßt, bis sich die beiden anläßlich der Eröffnung einer Knapp-Ausstellung in einem traditionsreichen Wiener Nachtclub wiedersehen. Iris ist in Begleitung ihres damaligen Lebensgefährten, einem in Fachkreisen mehr für seine alkoholischen Eskapaden als sein literarisches Schaffen gerühmten Schriftsteller, und Frido Knapp läßt sich abwechselnd von den drei Schönen umgarnen, die er auf den Bildern seiner Ausstellung in delikaten Situationen hochnotpeinlicher Bedrängnis festgehalten hat. Aber irgendwie finden der Knapp und Iris in dieser Nacht gesprächsweise zueinander, was dazu führt, daß der Fotokünstler ein paar Wochen später einen Mietvertrag für die Fabian-Villa in der Auhofstraße unterschreibt, die seit der Scheidung des alten Fabian von der Familie nicht mehr bewohnt wird. Der Vater lebt mit seiner zweiten Frau in der Hinterbrühl, die Mutter im Haus ihrer Eltern, und auch die Kinder haben keine Verwendung für den monströsen Kasten, mit dem sich ihr Urgroßvater, seines Zeichens Konditormeister und k. & k. Hoflieferant, ein Denkmal setzen wollte.

1994. Iris läßt den versoffenen Dichter nach seinem fünften Selbstmordversuch lieber alleine weitersterben und trifft während eines nächtlichen Spaziergangs durch den Siebenten auf Doktor Trash, der weltverloren vor seinem Haustor in der Kirchengasse steht und nicht fassen kann, daß er seine Schlüssel daheim vergessen hat. Noch ein Chaot, noch ein Verrückter. Aber zur Abwechslung einer von der liebenswerten Sorte. Zumindest so viel weiß Iris, nachdem sie ihm eine Stunde gleich ums Eck im *Europa* Gesellschaft geleistet hat, beim Warten auf den Schlüsseldienst. Dann muß sie ihm auch noch zweitausend Schilling borgen, weil er für den

Halsabschneider vom 24-Stunden-Service nicht genug Bargeld im Haus hat, und als er ihr am nächsten Tag das Geld vorbeibringt, ist das der Beginn einer Romanze, wie sie schöner und harmonischer garnicht sein könnte. Der Doc und Iris turteln am Telefon, gehen zum Koreaner Essen, verbringen so manches gemeinsames Wochenende hier in der Gegend, drüben in Reitzenschlag, oder im Haus ihrer Mutter, die den Doc von Anfang an ins Herz geschlossen hat. Wenn sie Lust hat, wirft Iris einen Blick in die abstoßende und gleichzeitig faszinierende Unterwelt der Mörder und menschlichen Monster, deren Erforschung der Doc seinen ganzen beruflichen Ehrgeiz widmet, und in dieser Zeit gewährt jeder dem anderen den großen Freiraum, den er zu seiner persönlichen Entfaltung braucht.

Alles ist gut. Doch nach knapp einem Jahr fängt der Doc an, Druck zu machen. Und Druck mag Iris garnicht. Den hatte sie bei ihrem dichtenden Selbstmordkandidaten bis zum Abwinken. Der Doc will eine gemeinsame Wohnung, einen gemeinsamen Alltag, eine gemeinsame Zukunft. Und zwar jetzt sofort. Entweder oder. Und wenn er nicht kriegt, was er sich in den Kopf gesetzt, dann kann er sehr anstrengend sein. Eine Nervensäge, launisch und ein Querulant, dem man nichts recht machen kann. Ihre Treffen werden zu Krisengipfeln, ihre gemeinsamen Spaziergänge zu Schweigemärschen durch den Wienerwald.

1995. Februar. Fisch. Der Knapp hat Geburtstag. Seinen 35. Und den begeht er mit einem großen Fest in der Auhofstraße. Iris ist eingeladen, und der Doc, der sich seit Tagen in Trübsinn und hypochondrischen Migräneanfällen ergeht, wird fast gegen seinen Willen eingepackt und mitgenommen. Eine Schnapsidee, wie sich spätestens eine Stunde nach Beginn der Festivitäten herausstellt. Denn während Iris den Smalltalk mit dem Gastgeber und vielen Bekannten pflegt, hat der Doc offenbar beschlossen, an diesem Abend den Mund nur aufzumachen, um die Vodkavorräte des Geburtstagskindes in sich hineinzuschütten. Gegen elf sitzt er, bereits jenseits von Gut und Böse vor der Stereoanlage, macht unaufgefordert den DJ und malträtiert die Festgesellschaft mit dem übelsten Schrott, den er in Knapps Plattenschrank finden kann. Wer es wagt, den Doc wegen seiner Musikauswahl zu kritisieren oder auch nur bittet, den Schmarrn doch wenigstens leiser zu drehen, wird von ihm mit scharfen Worten an den Gastgeber verwiesen, der ihn angeblich engagiert hat, und überhaupt, wer dem musikalischen Festtagsmenü von DJ Trash nichts abgewinnen kann, sei hier fehl am Platz und möge sich schleunigst über die Häuser hauen. Der Knapp findet den Auftritt des Doc auch nur so lang lustig, bis dieser auf zwei Geräuschplatten zur Vertonung von Heimvideos stößt, und die Gäste daraufhin mit einem ohrenbetäubenden Mix aus Türenschlagen, Frontalzusammenstößen, Preßlufthämmern und Rinderstampeden bombardiert, bis ihm Iris den Stecker rauszieht. Jetzt will der Doc gehen, aber es ist gleich Mitternacht und Knapp hat sich eine Einlage einfallen lassen, für die er seine Gäste ins Atelier im Keller bittet.

Was dort passiert, schlägt den DJ-Auftritt des Doc um Längen und markiert auch den dramatischen Endpunkt ihrer Beziehung: Als die Geburtstagsrunde in freudiger Erwartung einer Knapp'schen Showeinlage voll knisternder Erotik in den unterirdischen Turnsaal drängt, ist dieser bis auf zwei große Holzkisten völlig leergeräumt und mit Baufolie ausgelegt. Dann fällt hinter dem letzten Gast die Tür ins Schloß, und gleichzeitig gehen alle Lichter aus. Gut dreißig Leute stehen im Dunkeln und harren der Dinge. Helles Partylachen schrumpft schnell zu verunsichertem Kichern, die lautesten Witzbolde werden bald leiser, und die größten Knapp-Experten, die vorhin noch ganz genau wußten, daß man heute Augenzeuge einer viktorianischen Züchtigung unartiger Schulmädchen in originalen Vivianne-Westwood-Kostümen werden würde, nehmen kleinlaut ihre Prognose zurück. Keiner der Eingeschlossenen findet es besonders witzig, zusammen mit dreißig anderen in einem stockfinsteren Keller festzusitzen, in dem nichts passiert.

Der Doc ist der erste, der dies auch lautstark kundtut. Wie man weiß, gibt es viele Dinge, die er nicht ausstehen kann: die Sonne, die Hitze, zirka 97 Prozent seiner Mitmenschen, kleine kläffende Hunde, und ganz besondern haßt er jede Form von Menschenansammlung in engen geschlossenen Räumen. Der Doc geht nie ins Kino, der Doc besteigt nur äußerst widerwillig einen Aufzug, der Doc flüchtet aus überfüllten Wartezimmern. Der Doc hat Platzangst.

Dann geht ein Raunen durch die Menge, das schnell zu einem Fluchen, Schreien und Kreischen anschwillt, während von allen Seiten gedrängt, geschubst und geschoben wird. Hände grapschen und Nägel krallen auf der Suche nach Halt. Die ersten fallen und reißen andere mit sich zu Boden. Und jetzt geht das Licht wieder an, die Tür fliegt auf, und Frido Knapp steht da und schießt Erinnerungsfotos von seinen Partygästen, die über den Boden kriechen, sich mit schreckensweiten Augen aneinander klammern und erst nach und nach begreifen, was da im Finstern eigentlich geschehen ist: Das Geburtstagskind hatte den famosen Einfall, ein halbes Dutzend Tauben in den beiden Holzkisten einzuschließen und im richtigen Moment für seine im Dunkeln tappende Festgesellschaft fliegen zu lassen.

Der Doc ist der erste, der auf Knapps Mitternachtseinlage (Titel: „La Paloma“) reagiert. Er schlägt dem Jubilar die Kamera aus der Hand und verläßt ohne ein Wort des Abschieds die Stätte des Grauens. Und in der Folge auch Iris' Leben. Zuerst bleibt er für sie wochenlang unerreichbar. Dann kommt ein Brief, in dem der Doc sein Fehlverhalten bei Knapps Geburtstagsfest bedauert, viel mehr noch bedauere er aber, mit eigenen Augen mitangesehen zu haben, wie sehr sie sich von diesem Kretin angezogen fühlt. Seit diesem Brief beschränkt sich sein Kontakt zur Familie Fabian auf gelegentliche Telefonate mit Iris' Mutter.

Was Iris bis heute beunruhigt: Wie konnte der Doc auf dieser Party an ihr Dinge feststellen, von denen sie zu diesem Zeitpunkt selbst noch nichts wußte? Sie weiß nur, daß sie sich nach dem Tauben-Spektakel und Docs Abgang irgendwie befreit, gelöst und erleichtert fühlt. Und das dringende Bedürfnis hat, nach langer Zeit wieder einmal so richtig über die Stränge zu schlagen. Gegen Morgen, als sie sich mit den letzten Gästen auf den Heimweg machen will, bittet sie der Knapp, doch noch zu bleiben. Und in den frühen Morgenstunden kommen sich Iris und der Knapp zum ersten Mal nicht nur gesprächsweise näher.

1995. Mai. Wonnemonat. Iris zieht zu Knapp in die Auhofstraße, in jenes Haus, in dem sie als Kind viele glückliche Stunden bei ihren Großeltern verbracht hat. Aber jetzt weht hier ein anderer Wind. Der Sturm der Leidenschaft, wie man so sagt, ein Orkan der Sinne.

Iris und Knapp, die ersten sechs Monate: Ein permanenter Rauschzustand, den man in zunehmendem Maße durch Stimulantia aller Art am Kochen hält. Tage und Wochen, in denen sie kaum das Haus verlassen, weil es draußen nichts geben kann, das seiner überdurchschnittlich regen Phantasie und ihrer grenzenlosen Neugier das Wasser reichen könnte. Wenn Knapp ins Ausland muß, weil er immer mehr lukrative Angebote aus Deutschland, Frankreich und England bekommt, versucht Iris runterzukommen, durchzuatmen, nachzudenken. Sie zwingt sich zu regelmäßiger Arbeit und zu einem gesünderen Leben. Doch kaum ist der Knapp von seinen Reisen zurück, gibt wieder er das Tempo vor, und das ist mörderisch. Und wenn es mit Bleifuß und dem Tacho am Anschlag durchs Leben geht, dann sitzt immer er am Steuer, fährt konsequent seine Route, duldet keinen Widerspruch, legt die Zwischenstops fest und auch, wer mit an Bord darf. Vorzugsweise hübsche junge Anhalterinnen.

Heute weiß Iris, daß sie es schon damals gewußt hat, aber noch zu sehr unter seinem Einfluß stand, um die Konsequenzen ziehen zu können: Der Knapp ist unfähig, einen anderen Menschen zu lieben als sich selbst, und wer sich mit ihm einläßt, ist von Anfang an nicht Partner, sondern Opfer. Sein ganz besonderes Talent besteht darin, dem Opfer das Gefühl zu geben, Königin seines Reiches zu sein. Nur: Sollte die es je wagen, Kritik an seiner Amtsführung zu üben, dann wird sie ganz schnell zur gemeinen Leibeigenen degradiert. Eben noch warst du schön und begehrt, und plötzlich fühlst du dich an seiner Seite nur noch schmutzig und mißbraucht.

Iris und Knapp, die letzten sechs Monate: Am Anfang vom Ende spielt sie noch bei seinen Spielen mit, läßt sich demütigen, wenn er andere Frauen mit nach Hause, mit ins Bett bringt oder Wildfremde anschleppt, die er ihr als alte Freunde präsentiert, wobei sie genau weiß, daß er sie irgendwo in einem Lokal aufgelesen oder engagiert hat, gegen Bargeld oder Drogen. Fertige Typen und durchgeknallte Disco-Kinder, sexhungrige Spießer aus dem Sauna-Club und abenteuerlustige Swinger-Pärchen. Sie werden im Atelier mit allem bewirtet, dem man aphrodisierende Kräfte nachsagt, und der Knapp delektiert sich an den Folgen. Weil er selbst bei seinen Orgien das Heft nicht aus der Hand gibt, inszenieren und dirigieren muß, hat jede dieser bacchanalischen Nächte im Fotokeller ihr eigenes Szenario, nach dem er seine Laiendarsteller auswählt, die sich dann in der entsprechenden, zumeist nur durch ein paar Requisiten angedeuteten Dekoration ihren Sinnenfreuden hingeben dürfen.

Iris hat eine karibische Nacht (mit zwei pummeligen Nutten aus der Dominikanischen Republik und einem exhibitionistisch veranlagten Paar aus St. Pölten) mitgemacht und eine weitere unter dem Motto „Saints and Sinners“, dann kann und will sie mit dem Knapp nicht länger mithalten. Denn es ist nur noch der Knapp, der zählt, seine Ideen, seine Phantasien, seine Bilderwelt. Die Darsteller sind austauschbar. Kommen und gehen. Oder werden gegangen, wie dieser eine

Typ in Knapps „Heiliger Nacht“, der wohl von allem zu viel erwischt hatte, und dann darauf bestand, als „Hl. Blasius“ von Iris oral befriedigt zu werden, während eine zweite Sünderin durch Strangulation mit ihrem linken Seidenstrumpf seinen Abgang ins Himmelreich bewerkstelligen sollte.

Iris weiß nicht mehr, wie oft sie in diesen letzten Monaten die Villa in der Auhofstraße für immer verlassen hat, um kurz darauf wieder einzuziehen, bis sie Anfang Juni dann endgültig ging.

Sie verkriecht sich immer wieder bei ihrer Mutter, fühlt sich krank und elend, während der Knapp seine beruflichen Interessen immer mehr ins Ausland verlagert und eigentlich nur noch nach Wien kommt, um hier durchzuhängen oder seine Kellerparties zu schmeißen. Wenn sie bei ihm ist, behandelt er sie wie ein Stück Inventar, das man die längste Zeit schon loswerden wollte, wenn er unterwegs ist, ruft er spätnachts an und macht ihr glühende Liebeserklärungen. Dabei wirkt er niemals wirklich nüchtern. Ein vernünftiges Gespräch ist nicht mehr möglich. Das wissen auch seine beiden Assistenten, die ihn auf dem Weg nach oben begleitet haben, und nach Claus, der bereits kurz nach Weihnachten das Handtuch geworfen hat, geht im April auch Bernhard, der dem Knapp jahrelang nebenbei und unbezahlt auch die Buchhaltung gemacht hat. Die Ratten verlassen das sinkende Schiff. Sagt der Knapp. Und da er zu diesem Zeitpunkt bereits auf dem Absprung nach Hamburg und von dort ins fotografische Hollywood ist, heuert er für die Bodenstation in Wien garnicht erst eine neue Mannschaft an, sondern überläßt sein Atelier, in der Zeit wo er sich auswärts immer weiter nach oben knipst, bedürftigen Freunden und erotisch Gleichgesinnten.

Iris hat vergessen, wer diese Untermieter waren, sie weiß nur noch, daß sie die Typen, die sie hin und wieder gesehen hat, nie im Leben ihrem Freundeskreis zurechnen würde.

Falsch: Einmal hat sie vor dem Haus den Hermann Jakoby wiedergetroffen, der mit ihr auf die „Grafische“ gegangen ist und sich damals nicht entscheiden konnte, ob er lieber ein berühmter Comic-Zeichner oder eine berühmte Comic-Figur werden will. Das mit dem Zeichnen hat wohl nicht so geklappt, und der schlagkräftige aber herzensgute Dicke ist mit Obelix auch schon längst erfunden, also schleppte der Jakoby im Auftrag einer Verleihfirma eine Video-Ausrüstung in Knapps Fotokeller. Aushilfsweise, sagte der Jakoby und machte keinen wirklich glücklichen Eindruck.

Irgendwann im Juni, als der Knapp für ein italienisches Lifestyle-Magazin auf Barbados britische Latex-Mode fotografiert, holt Iris ihre Sachen aus der Villa ihres Urgroßvaters. Sie hat beschlossen, daß ein Ende mit Schrecken einem Schrecken ohne Ende vorzuziehen ist, und teilt dies auch schriftlich ihrem Lebensabschnittsgefährten mit.

Der Knapp hat auf ihren Brief nie geantwortet. Iris hat damit auch nicht gerechnet.

Der Rest ist Geschäftliches: Nachdem im Zeitraum 2.Hj. ‘95 bis Sept. ‘96 bei der Gebäudeverwaltung zahlreiche Beschwerden von Anrainern (wegen Lärmbelästigung und nächtlicher Ruhestörung), sowie polizeiliche Erhebungen, den Mieter des Objekts betreffend, eingegangen sind, wird per September 1996 der Mietvertrag mit Heinrich Knapp auf persönlichen Wunsch des Eigentümers, Komm.-Rat Josef Fabian, nicht mehr verlängert.

Was den Knapp nicht wirklich kratzt. Denn der hat seine Bodenstation bereits nach Hamburg-Eppendorf verlegt.

Was Iris wiederum auf Umwegen über ihre Mutter erfährt. Denn sie hat mit Knapp auch Wien den Rücken gekehrt und lebt seit Herbst hier heroben in Hermannschlag, in der Ruhe, die sie braucht, um wieder zu sich selbst zu finden, aber auch mit der ständigen Befürchtung, daß das letzte Kapitel ihrer Knapp-Geschichte noch nicht geschrieben ist.

24

„Die Fabian könnte ihnen sogar ihre bucklige zahnluckerte Großmutter als Miss Universum verkaufen, stimmt's oder hab ich recht, Herr Doktor?" gluckst Brunner und schaut über den Rand seines Stamperls mit einem breiten Grinsen zu mir herüber. Dann kippt er den nächsten Trebernen.

„Was soll das heißen?" sage ich.

„Das soll heißen, daß Sie leicht zu beeindrucken sind. Weiblicherseits. Und daß Sie immer nur das Gute im Menschen sehen. Daß ein jeder aber auch seine dunklen Seiten hat, bemerken Sie erst, wenn es zu spät ist."

Ich ziehe die Flasche mit Iris' Edelbrand zu mir herüber und schenk mir noch einen letzten Doppelten ein.

„Blödsinn", sage ich. „Nach dem, was uns die Iris alles erzählt hat ..."

„Sag ich ja", unterbricht mich Brunner und fuchtelt mit seinem leeren Schnapsglas aufgeregt durch die Luft. „Sie hat sich quasi vor uns freigemacht, sich ausgebreitet wie eine Dings ..."

„Ein offenes Buch."

„Ich wollt was nicht so Elegantes sagen, aber Sie wissen, was ich mein, Herr Doktor. Wenn ihnen jemand sein Liebesleben bis ins kleinste Detail offenbart, dann gibt es da unter Garantie noch irgendwas anderes, über das er oder sie absolut nicht reden will. Ein Tabuthema, wie man so sagt. Etwas, das einem selbst eine Heidenangst macht, weil man es sich nicht erklären kann. Irgendeine böse Ahnung vielleicht, eine Vermutung oder einen Verdacht, den man sich nicht eingestehen will, weil dann eine ganze Welt zusammenbrechen würde."

„Und wer sagt Ihnen das? Auch der Morgenurin?"

Brunner lacht.

„Ein Mal geht's noch", sagt er dann und langt nach der Flasche.

Wir lagern in Iris' Dachatelier auf dem Holzboden, Brunner im Daunenschlafsack unserer Gastgeberin und ich eingehüllt in ein halbes Dutzend Wolldecken. Im Unterschied zur guten Stube ist es hier heroben ziemlich frisch, und es zieht wie daheim auf meiner Baustelle. Iris hat uns die Reste des Trebernen mitgegeben, als wir vor einer halben Stunde die steile Hühnerleiter ins Dachgeschoß hinaufgeklettert sind, ins improvisierte Gästezimmer, denn zur ebenen Erd gibt es neben der Stube nur noch die kleine Küche, einen Verschlag in dem man bei Minusgraden seine Notdurft verrichten kann, und die Schlafkammer, in der sich Iris, zuletzt vom reichlich genossenen Schnaps bereits deutlich gezeichnet, zur Ruhe begeben hat.

Aber Brunner und ich sind nicht allein, während wir auf die wärmende Wirkung des Selbstgebrannten warten, die uns den wohlverdienten Schlaf bringen sollte. Wir haben Gesellschaft von Hunderten Igelmädchen und Mäusekindern in sämtlichen Stadien der Fertigstellung. Iris Igel, die aussieht wie Iris Fabian als Taferlklasslerin ausgesehen haben mag, und ihre Freundin tun auf Bleistiftskizzen, noch nicht kolorierten Reinzeichnungen und den bunten druckfertigen Bildern, was Kindern halt so Freude macht: Sie fahren freihändig Rad, machen am Waldesrand Jagd auf Schmetterlinge, stehlen Äpfel aus dem Garten des Nachbarn (eines griesgrämigen alten Fuchses, der wegen eines Bandscheibenschadens am Stock geht), und schießen im Schulhof mit Kastanien eine Fensterscheibe ihres Klassenzimmers ein.

Zweifellos eine sympathischere Gesellschaft als ein Rudel ausgehungerter Wölfe, das uns womöglich draußen im Schneesturm erwartet hätte, wären wir den Forstweg wieder hinauf zur Straße geklettert. Aber nach den vereinbarten drei Stunden war kein Hupen zu hören gewesen und kein fernes Scheinwerferlicht zu sehen, also kein Taxi am besprochenen Treffpunkt, das uns zurück nach Litschau bringen würde.

Iris sprach den Fuhrunternehmer von jeder Schuld frei, sie kenne den Mann als absolut zuverlässig und auf die Minute pünktlich. Wahrscheinlich hat er versucht, durch die Schneemassen zu uns vorzudringen, mußte aber schließlich aufgeben und umkehren. Morgen Vormittag, nachdem der Schneepflug die Straße wieder einigermaßen befahrbar gemacht hat, würde er garantiert nach seinen in der Wildnis festsitzenden Fahrgästen sehen. Sollte das aus irgendeinem Grund nicht der Fall sein, könnte Iris versuchen, uns mit ihrem geländegängigen Toyota, der drüben in der Scheune untergesellt ist, zum Bahnhof zu bringen. Eine vage Möglichkeit, die wir uns aber gleich wieder abschminken können, wenn es die ganze Nacht so weiterschneit. Dann bliebe uns nur noch eines: zwischen Igelmädchen und Mäusekindern zu warten, bis das Tauwetter kommt.

„Okay. Angenommen, es gibt etwas, das uns die Iris verheimlicht. Warum fragen wir sie nicht einfach? Zum Beispiel morgen in der Früh beim Kaffee", sage ich, weil mir Brunners Mißtrauen nicht aus dem Kopf und leicht auf die Nerven geht.

„Die Fabian macht das ja nicht vorsätzlich oder weil sie uns pflanzen will, Herr Doktor. Sie kann nicht anders. Und wenn wir ihr jetzt Druck machen, geht garnix. Sie braucht Zeit zum Nachdenken und wird ein paar Nächte ganz schlecht schlafen. Und dann wird sie reden wollen. Entweder mit uns, oder mit jemand, der uns brennend interessiert."

„Zum Beispiel?"

„Ich bin kein Hellseher, Herr Doktor. Aber weil wir jetzt wissen, was wir wissen, wissen wir auch, wo wir einstweilen nicht weitersuchen brauchen."

„Großartig", sage ich. „Wir suchen also, damit uns nicht fad wird, inzwischen wo anders weiter, und warten drauf, daß uns die Iris einen schönen Tages anruft und erzählt, wer Schuld ist an ihren Schlafstörungen. Und das wird unser Totenvogel sein."

Brunner ist mit seinen Gedanken aber längst bei einem ganz anderen Problem.

„Die Uschi hat sich ab Montag Urlaub genommen. Wir wollten am Schafberg oben frisch tapezieren. Eine Schnapsidee bei dem Wetter. Aber bitte. Wenn sich die Frau was in den Kopf gesetzt hat, streikt bei ihr jede Logik.“ Er schüttelt den Kopf, als wollte er damit einen lästigen Gedanken vertreiben. „Soll ich Ihnen was sagen, Herr Doktor?“

„Unbedingt“, sage ich.

„Sind S' froh, daß Sie noch nicht die Richtige gefunden haben“, meint er dann nach einer langen Pause. „Weil wenn Sie glauben, es ist die Richtige, dann gehen die Zores erst wirklich los.“

In Liebesangelegenheiten war ich noch nie ein ergiebiger Gesprächspartner. Ich hab zu viele Jahre die Dinge passieren lassen, ohne viel drüber nachzudenken. Und heute passiert kaum noch was, über das ich nachdenken könnte.

Während Brunner zuerst halblaut und dann nur noch murmelnd über die Hantigkeit seiner Stationsschwester räsoniert, die ihn einen krummen Hund heißen wird, wenn sie dahinterkommt, daß er keine zwei Monate nach seiner Pensionierung heimlich auf die Pirsch geht, huschen in meinem Kopf Iris Fabian und Gitti Kaltenbeck durch grell ausgeleuchtete Kellergewölbe mit archaischen, rätselhaften Schriftzeichen an den Wänden.

Dann kommt endlich der Schlaf und knipst das Licht aus.

25

Axel und Ronnie sind fleißig. Das hört man bis ins Erdgeschoß.

Es ist Samstag, 16 Uhr 30, und draußen schwemmt ein Nieselregen die letzten dreckigen Schneereste weg. Die Reindorfgasse, wie ich sie ganz besonders wenig mag. Ich steige hinauf in den dritten Stock, wo mein Bautrupp massiv den Wochenendfrieden der Mitbewohner stört, will im Stiegenhaus keinem der Bagasch begegnen, um mir erklären zu lassen, was an einem Samstag Nachmittag geht, grad noch geht und unter gar keinen Umständen geht, sondern will nur noch meinen Frieden inklusive ein bißchen internationalen Fußball auf Eurosport.

Die Burschen haben es endlich geschafft und schaufeln Schutt und Fliesentrümmer in riesige Plastiksäcke. Die alte Kaltenbeck-Küche ist bereit für Hasenöhrls großen Auftritt, Montag pünktlich um acht.

„Super", sage ich und nicke anerkennend, „aber geht das vielleicht ein bißl leiser."

Ronnie wischt sich den Schweiß von der Stirn und schickt mich mit einem leisen Fluch dorthin zurück, wo ich hergekommen bin. Und Axel erklärt mir, daß sie jetzt nur noch die Säcke in den Instrumentenbus schaffen, und dann sei Feierabend. Endgültig.

„Weil das is eine Scheißhacken!"

„Verstehe", sage ich.

„Apropos: Von einer scharfen Naturblonden war gestern übrigens keine Spur", beschwert sich Ronnie, gerade so als wäre Gitti Kaltenbeck für sein hormonelles Gleichgewicht zuständig.

„Pech", sage ich. „Und was steht heut noch auf dem Programm? *Savoy*?"

„*Shelter*", sagt Ronnie. Dann wechseln er und Axel wieder einmal bedeutungsvolle Blicke.

„Das is nix für deinen Jahrgang", sagt Axel. „Sehr laut. Und ziemlich die besten Hasen."

„Ahja", sage ich.

Die Burschen schaufeln weiter, und ich zieh mich in meine Privatgemächer zurück. Im Geräte- und Möbellager meines Wohnzimmers strecke ich mich auf der Bettbank aus, und mit geschlossenen Augen und in der Winterkluft ist sogar ein halbwegs entspanntes Ruhen möglich. Aber mit Lebensqualität hat das beileibe nix zu tun. Die stell ich mir anders vor.

Zum Beispiel heute morgen. Da hat uns Iris mit den Hühnern geweckt, sowas von frisch und voller Tatendrang, als hätte sie dem Trebernen letzte Nacht die kalte Schulter gezeigt, und als Brunner und ich dann über die Hühnerleiter in die warme Stube heruntergestiegen waren, stand dort ein Frühstück auf dem Tisch, wie es in meinem Leben nur im Fernsehen vorkommt. Es gab Spiegeleier und Speck (vom Bauern), Marillenmarmelade (vom Bauern) und Honig (vom Imker), Milch und Butter (vom Bauern), dazu Bauernbrot, und nur der Kaffee war von weiter weg, nämlich aus Kolumbien.

Und all das bei strahlend blauem Morgenhimmel. Brunner und ich haben uns gestärkt und verwöhnt, und dann stand auch schon Iris' geländegängiger Toyota bereit, um uns rechtzeitig zum Bahnhof zu bringen. Unsere Gastgeberin hat es sich nicht nehmen lassen, uns über Eis und Schnee bis nach Gmünd zu chauffieren, wodurch wir uns die Busfahrt von Litschau zum Anschlußzug erspart haben, und auch bei hellem Sonnenschein und aus der Position des Beifahrers betrachtet, ist Iris Fabian eine Frau, die jedem einigermaßen vernunftbegabten Mann bis ins hohe Alter eine faszinierende Gefährtin sein könnte.

Das hab ich ihr beim Abschied auch gesagt, natürlich durch die Blume, und sie hat gelacht und uns gefragt, ob wir letzte Nacht auch noch andere, für unsere Arbeit entscheidende Erkenntnisse gewonnen hätten. Sie selbst hätte ja den Eindruck gehabt, nicht viel zu unseren Ermittlungen beigetragen zu haben, weil sie die ganze Zeit doch nur über sich geredet habe, was zwar ihrem Ego gutgetan haben mag, aber thematisch am Grund unseres Besuchs vorbeigegangen sei.

„Machen Sie sich um uns keine Sorgen, Frau Fabian", sagte Brunner und verabschiedete sich mit einem angedeuteten Handkuß, „unser gestriges Gespräch war äußerst aufschlußreich.“

Um nur ja keine Zeit zu verlieren, hat Brunner noch vom Bahnhof in Gmünd den Doc angerufen: er möge sich in seinem Computer nach einem Jakoby, Hermann, umschauen, und nach Frido Knapps ehemaligen Assistenten. Kein Wort über Iris. Auch zu mir nicht, während unserer Zugfahrt zurück nach Wien.

„Wir sind dahin, Kurtl“, ruft Axel aus der Küche herein und will quasi im Gehen wissen, was mich seit Tagen rund um die Uhr beschäftigt: „Eh alles okay mit unserer Mumie?“

„Selbstredend“, sage ich.

Axel ist mit meiner Auskunft offenbar zufrieden, denn gleich darauf fliegt die Tür ins Schloß, und dann poltern die Burschen die Treppe hinunter, einer lauten und heißen Nacht im *Shelter* entgegen.

Zirka sieben Minuten Stille, in denen ich mir überlege, ob ein Besuch bei Gitti Kaltenbeck angebracht wäre, auch im Hinblick auf eine heiße Dusche.

Dann hupt der himmelblaue Chevy und der Doc ist dran.

„Dieser Jakoby war, ohne es zu wissen, eine Offenbarung“, sagt er, und hört sich das erste Mal seit Tagen an wie weiland Doktor Trash.

Was der Doc von Iris Fabians ehemaligem Schulkollegen erfahren hat, will er mir allerdings nicht am Telefon verraten. Das muß ich gesehen haben. Mit eigenen Augen.

„Sieht gut aus“, sagt der Doc, „sogar verdammt gut. Wann kannst du da sein?“

26

Zwei Stunden später ist so manche Bildungslücke geschlossen. Ich weiß Bescheid über das *WorldWideWeb* und *Homepages*, den Unterschied zwischen *E-Mail* und *Mail-*

Box, den weltweiten Porno-Flohmarkt im *Internet* und darüber, daß auch im kleinen Filmland Österreich Videos produziert werden, die sich weit über unsere Grenzen hinaus beim speziell interessierten Publikum großer Beliebtheit erfreuen.

Aber schön der Reihe nach: Docs Anruf bei Hermann Jakoby brachte zu Tage, daß der finanzmarode Grafiker gelegentlich bei der Firma „Video Rent" ausgeholfen hat, als Fahrer und Lieferant von professionellem Video-Equipment, stets mit dem Hintergedanken, über den Aushilfsjob bei der Verleihfirma groß ins Filmgeschäft einsteigen zu können. Computeranimation oder was in der Art, das wäre Jakobys Traum, der sich bis heute jedoch nicht erfüllt hat.

Der Auftrag damals in der Auhofstraße ist ihm noch gut in Erinnerung, weil er da, erstens, nach vielen Jahren seine liebe Ex-Kollegin Iris Fabian wiedergetroffen hat, und ihn, zweitens, die Mieter der Video-Ausrüstung mit fünf Hunderten Schmattes zum nächsten Wirten geschickt haben, weil die Filmcrew bei den Dreharbeiten unter sich bleiben wollte. Nachdem er seinen Krempel in dem Kelleratelier aufgebaut hatte, ging der Jakoby also zum Wirten, und kam erst wieder, als bereits alles gelaufen war. Drehschluß. Daß ihm die Typen höchst suspekt waren, spielte damals keine Rolle. Werbespot machten die in dem Keller garantiert keinen, und nach Kunst sahen die Herrschaften auch nicht aus. Aber egal. Trinken und vergessen. Das war damals seine Devise.

Woran er sich jedoch noch gut erinnern kann: Der Firmenname der Videofilmer hatte was mit den alten Ägyptern zu tun. Pharao-Sphynx-Osiris-oder-sowas-in-der-Art-Productions. Oder nein: Ramses.

Ramses Video.

Was der Doc nach einem kurzen Erkundungsgang durchs Dickicht seines Datendschungels bestätigt fand: *Ramses Video* steht nicht im Branchenverzeichnis, betreibt via Internet jedoch einen Versandhandel mit pornografischen Videos.

Das Angebot ist vielfältig und international. Der *Ramses*-

Gesamtkatalog, den sich der Doc aus dem transnationalen Netz runtergeladen bzw. downgeloaded hat, oder wie man da sagt, läßt keine Geschmacksrichtung unberücksichtigt. Spezialgebiet von *Ramses* ist aber zweifellos das bizarre Entertainment. Der Großteil des Angebots an dominanten Damen und dressierten Herren, devoten Sklavinnen und strengen Erziehungsberechtigten ist Lizenzware aus Holland, Japan und den USA.

Ganz besonders stolz ist man bei *Ramses Video* jedoch auf die Eigenproduktionen, bei denen man auf die Mitwirkung von professionellen Porno-Darstellern verzichtet hat und dem Genießer daher „die ungekürzte Live-Action von echt veranlagten Doms und Subs im Originalton (!)“ anbieten kann. Der Katalog an eigenen Werken ist zwar noch bescheiden, wird aber auf Grund des großen Publikumsinteresses laufend erweitert. Ein österreichisches Kleinunternehmen also, das mit Elan und Nachdruck in den großen Weltmarkt drängt. Daß die zweisprachigen Inhaltsangaben z.B. seines Verkaufsschlagers, der „Madame-Vicki“-Trilogie, noch verbesserungswürdig sind, sollte angesichts der ambitionierten Arbeiten der aufstrebenden Filmschaffenden nicht weiter stören.

Madame Vicki I:
„Heiße Anhalterinnen / Hot Hitch-Hikers“
60 min./Farbe/Colour/Originalton/Original Sound/VHS
Madame Vicki ertappt zwei supergeile Anhalterinnen beim Fummeln auf dem Rücksitz. In ihrer schwarzen Kammer erteilt sie ihnen eine Lektion, die sie nie mehr vergessen werden!
Madame Vicki catches two sex-hungry hitch-hikers at fumbling on her backseat. In her black chamber she gives them a lesson the two hot girls will never forget!
Keine Schauspieler!/No actors!

Madame Vicki II:
„Heiße Ausreißerinnen / Hot Runaways"
60 min./Farbe/Colour/Originalton/Original Sound/VHS
Madame Vicki zieht zwei extrem geilen Ausreißerinnen die Hot Pants stramm und treibt ihnen die Flausen aus! Unerbittlich mit Lineal und Rohrstock!
Madame Vicki stretches the hot pants of two super sexy runaways and gives them a treatment with lineal and cane that the two hot girls will forever remember!
Keine Schauspieler!/No actors!

Madame Vicki III:
„Strenge Paare / Strange Pairs"
60. min./Farbe/Colour/Originalton/Original Sound/VHS
TV-Zofe Mandy verwöhnt ein geiles Paar mit Natursekt und Kaviar. Madame Vicki unterzieht das Trio ihrer extremen Spezialbehandlung! Nur für starke Nerven!
Transvestite maid Mandy enjoys a hot pair with golden schauers and caviar. Madame Vicki gives the trio her especially painful treatment! For strong nerves only!
Keine Schauspieler!/No actors!

Da ich meine starken Nerven derzeit dringend für ganz andere Dinge brauche, werde ich auf die Anschaffung von Madame Vicki's Video-Trilogie wohl oder übel verzichten müssen. Und außerdem will sich mir nicht so recht erschließen, wo da die Offenbarung verborgen liegt, mit der mich der Doc wieder einmal in sein Rechenzentrum gelockt hat. Ramses drehte in Frido Knapps Fotokeller also Filme, die nicht bei der Berlinale laufen, zumindest nicht im Wettbewerb, die man aber beim Shopping im *WWW* käuflich erwerben kann. Kleine Pornos mit Laiendarstellern, die vor schlecht geführter Kamera ihre diversen Neigungen ausleben und nebst allerlei Stöhnen, Winseln und Schreien auch Texte aufsagen, die garantiert Anlaß zu unfreiwilliger Heiterkeit geben. Das

Angebot ist nicht nach jedermanns Geschmack, aber soweit ich das beurteilen kann, im Rahmen der Gesetze. Kein Sex mit Kindern. Kein Sex mit Hamster, Hund oder frisch Verschiedenen.

Das sage ich auch dem Doc, doch der lächelt nur milde und winkt mich zu sich ans Cockpit.

Er hat noch mehr. Nämlich einen Hinweis auf Ramses' „Very special Edition", nur für Kenner, die die *ultra realistic* Darstellung von *pain, torture and death* zu schätzen wissen.

„Snuff Videos", sagt der Doc.

Und schließt alsbald eine weitere Bildungslücke.

„Das hat mit Sex oder Pornografie nichts zu tun. Snuff Videos zeigen das Sterben vor laufender Kamera. Hinrichtungen. Folterungen mit tödlichem Ausgang. Es gibt Leute, die sammeln den Tod auf Video wie der Trainer Bootlegs von den Allman Brothers."

„Verstehe", sage ich.

„Ramses hat ein Dutzend solcher Machwerke im Angebot. Durchwegs amerikanische und japanische Ware, mit einer einzigen Ausnahme."

„Und die ist eine österreichische Eigenproduktion?" sage ich.

„So ist es. Erschienen im Dezember letzten Jahres. Sozusagen noch rechtzeitig zum Weihnachtsgeschäft. Ich habe mir erlaubt, mit Ramses Kontakt aufzunehmen, unser gesteigertes Interesse zu deponieren und deine Telefonnummer. Du wirst wahrscheinlich noch heute abend zurückgerufen."

„Ich werde was?! Kommt überhaupt nicht in Frage!"

Der Doc ignoriert meine Empörung und erklärt mir seelenruhig, daß weder ein pensionierter Kriminalbeamter, noch ein bekannter Publizist kriminalistischer Fachliteratur von Ramses mit offenen Armen in die Kundenkartei aufgenommen würden, sehr wohl aber ein Rock-and-Roll-Musikant mit zumindest fragwürdigem Ruf.

Und dann sagt der Doc etwas, das mich wieder versöhnlicher stimmt, und ich beschließe, mir seine Schnapsidee zumindest durch den Kopf gehen zu lassen.

„Ich vermute, mit diesem Video haben wir Klarheit über eine Tote, nämlich die Leiche aus dem Allesbrenner.“

27

An der Türschnalle klebt kein Blut.

Trotzdem hab ich ein ganz ungutes Gefühl, als das Haustor hinter mir ins Schloß fällt. Aber ich krieg nicht einmal die Chance, mir zu überlegen, womit dieses plötzliche Unbehagen zusammenhängen könnte. Und ich komm auch nicht mehr dazu, das Minutenlicht anzudrehen. Ich komm genau genommen zu fast garnix mehr, nicht einmal zum Luftholen, denn da legen sich von hinten zwei rauhlederne Pranken um meinen Hals und drücken zu, während eine dritte, zur Faust geballt, aus der Dunkelheit auf mich zugefahren kommt und sich einen Millimeter vor meiner Nasenspitze einschleift.

„Ja, da is er ja“, freut sich der Besitzer der Faust, die nun vor meinem Gesichtserker langsam auf- und niederpendelt. Der Mann weiß um seine Reichweite genau Bescheid. Wer bei diesen Lichtverhältnissen eine dermaßen präzise Finte schlägt, hat tausendundeine Schlagkombination parat, mit der er mir sämtliche Rippen brechen, den Kiefer zertrümmern oder sogar die Schädeldecke spalten kann.

Während der Boxer offenbar damit zufrieden ist, mich im Stiegenhaus angetroffen zu haben, sucht der Würger in meinem Rücken auch das Gespräch.

„Und wo warst gestern, Gschissener?“ raunt er mir ins Ohr und lockert für eine kurze Atempause seinen stählernen Griff.

„Im Waldviertel“, sage ich wahrheitsgemäß, obwohl ich mich gegenüber Brunner zu absolutem Stillschweigen und hundertprozentiger Geheimhaltung verpflichtet habe. Aber angesichts der eher angespannten Gesprächssituation ziehe ich den einmaligen Bruch meines Schweigegelübdes einem womöglich multiplen Bruch des Nasenbeins vor.

„Im Waldviertel", kichert der Würger.

„Im Waldviertel", amüsiert sich auch der Boxer.

Dann verschwindet seine Faust für ein paar Zehntelsekunden in der Dunkelheit des Stiegenhauses, und als sie wiederkommt, schlägt sie mit einer Wucht in meiner Magengrube ein, daß mir für unbestimmte Zeit auch das letzte Bißchen Luft wegbleibt.

„Morgen um eife bei der Rita, Gschissener", höre ich von ganz weit weg den Würger sagen. „Und zieh dir für alle Fälle eine Windelhose an. Weil wenn der Rita nicht gefällt, was du morgen anschleppst, dann prügeln wir dir die Scheiße aus dem Leib!"

Die Faust des Boxers ist wieder da, knapp vor meiner Nasenspitze, und ihr Besitzer legt auch gleich den Fahrplan für Montag fest, sollte ich morgen um elf nicht bei besagter Rita erscheinen:

„Dann holen wir nämlich deine geile Alte von der Hacken ab und machen mit ihr einen kleinen Ausflug. Und das schwör ich dir: Wenn wir bei ihr richtig Gas geben, erkennst du sie nachher nimmer!"

Ich glaub dem Boxer jedes Wort und seinem Kollegen, dem Würger, auch, denn die zwei haben eine ziemlich überzeugende Art, ihre Anliegen vorzubringen, aber ich würde doch auch noch gern klarstellen, daß ich keine Rita kenne, ihr daher morgen um elf auch nix vorbeibringen kann, und zudem ein Junggesellendasein führe, was miteinschließt, daß es in meinem Leben keine Alte gibt, die man montags von der Arbeit abholen könnte. Ich bin der Ostbahn vom 3. Stock, Tür 19 (und 20), hätte ich gern noch gesagt, aber die Herren haben es plötzlich eilig, wahrscheinlich stehen heute noch andere Hausbesuche in ihrem Terminkalender, und wollen von mir nix mehr hören. Maximal ein Stöhnen oder Gurgeln oder was immer einem an unartikulierten Lauten entweicht, wenn dich ein Preisboxer aus idealer Distanz mit einer Links-Rechtskombination zu Boden schickt.

28

Das warme feuchte Ding, das immer wieder über meine Lippen und meine rechte Wange leckt, ist eine Zunge, und die gehört zu einem kleinen schwarzen Hund mit vielen weißen Flecken, und dieser kleine Hund wiederum gehört zu einem großen Menschen, der eine verblüffende Ähnlichkeit mit dem Trainer hat, nur daß der von seinem unbändigen Schaffensdrang getriebene Mann nie im Leben so unverschämt braungebrannt, wohlgenährt und ausgeruht aussehen könnte.

Zuerst weiß ich nicht, wo ich bin und was Herr und Hund mit mir zu schaffen haben. Dann setzt ganzkörperlich der Schmerz ein und der bringt nach und nach auch die Erinnerung zurück, ans stockfinstere Stiegenhaus, einen Boxer und einen Würger.

Ich liege unter dem roten Knopf fürs Minutenlicht lang ausgestreckt auf dem eiskalten Steinboden in der Hauseinfahrt, den Kopf gegen die Wand gelehnt. Der kleine Hund, seine vergleichsweise riesigen Vordertatzen auf meiner Brust, schaut mich mit bekümmerten braunen Kinderaugen an, und sein Herrl kriegt immer mehr Ähnlichkeit mit dem Trainer.

„Wunderbar", sagt er nur. Aber ein Wort genügt, und ich weiß, alles wird gut.

„Trainer, bist du es?" sage ich mit stark belegter Stimme und würde ihm um den Hals fallen, wenn mich der große Schmerz und der kleine Hund nicht daran hindern würden.

„Wunderbar", sagt der Trainer ein zweites Mal. Dann

stellt er einen roten Rucksack ab und geht neben mir in die Knie. „Genau so hab ich mir das vorgestellt. Ich komm heim, und du liegst in der Einfahrt. Fett wie ein Radierer."

Es dauert noch drei von fassungslosem Kopfschütteln begleitete Wunderbars, bis er mir endlich auf die Beine hilft. Der kleine Hund pinkelt einstweilen, vor lauter Aufregung, nehme ich an, mitten ins Stiegenhaus.

„Es is alles ganz anders. Das war ein Überfall", sage ich. „Und wer is das?"

Der Trainer wirft einen Blick auf sein Hundekind, das interessiert an der eigenen Pisse schnuppert.

„Pfui, Che!" weist ihn der Trainer zurecht, worauf der kleine Hund mit seinem vergleichsweise viel zu langen Schwanz wedelt und ein helles fröhliches Kläffen hören läßt. So lacht der junge Hund, vermute ich. Jedenfalls ist er nicht nur mit vielen Flecken, riesigen Tatzen und einem überlangen Schwanz ausgestattet, sondern auch mit einem sonnigen Gemüt. Beim Trainer ist in den letzten Minuten bis auf die skandalöse Bräune alles Sonnige aus seiner Miene gewichen.

„Das ist der Che", stellt er mir seinen kleinen Freund vor. „Und was, bitte, war ein Überfall?"

„Ich wurde überfallen, bedroht und niedergeschlagen", sage ich mit allem Nachdruck, zu dem ich bei meinen Schmerzen fähig bin. „Aber das Ganze war eine Verwechslung."

Dann schlage ich dem Trainer vor, die Sache nicht im Stehen und im Stiegenhaus zu besprechen, sondern oben bei mir auf der Baustelle, wo ich mich auf die Bettbank legen könnte, weil mir die Knie zittern. Der Trainer glaubt mir immer noch kein Wort, das seh ich ihm an, aber er stützt mich immerhin, und wir beginnen den mühevollen Aufstieg in den dritten Stock.

„Ich hab vorhin mit dem Doc telefoniert und der hat gesagt, du bist garantiert daheim, weil du auf einen dringenden

Anruf wartest. In Wahrheit liegst du in der Einfahrt herum. Was soll das? Ich wollt eigentlich Hallo sagen, dir was Wichtiges vorbeibringen und vielleicht ein Bier trinken, aber anscheinend ist das nicht der richtige Zeitpunkt." Er kommt nicht dazu, so richtig gekränkt und beleidigt zu sein, denn der kleine Hund springt plötzlich mit einem begeisterten Kinderlachen vor uns die Treppe hinauf und ist auch schon verschwunden.

„Che!" ruft ihm der Trainer nach. „Scheiße. Er macht den ganzen Tag, was er will."

„Che?" sage ich „Wie seinerzeit der Commandante?"

Irgendwo fliegt eine Tür auf.

„Is endlich ein Frieden da draußen?" keift eine Stimme durchs Stiegenhaus, die sich anhört wie die der alten Kaltenbeck, aber die kann hier nicht mehr keifen, die ist im Pensionistenheim. „Es is mitten in der Nacht, und Hundsviecher haben bei uns im Haus sowieso nix verloren!"

Aber es gibt nicht nur böse Menschen im Zwölferhaus. Als wir im zweiten Stock ankommen, bietet sich uns vor der Kaltenbeck-Wohnung ein rührendes Bild tierlieber Ausgelassenheit. Der revolutionäre Hund des Trainers hat sich im Gürtel von Gittis rosa Bademantel mit den vielen blauen Elefanten festgebissen, beide ziehen und zerren daran mit Hingabe, und Gitti Kaltenbeck ist vor Begeisterung kaum noch zu halten.

„Ja, bist du liiiieeeb! Sag, wie heißt denn du? Wem gehörst denn du? Und wenn du niemand gehörst, dann gehörst du von jetzt an mir!"

Der Trainer und ich beobachten das fröhliche Treiben eine Zeitlang unbemerkt. Dann springt der junge Che an Gitti hoch, wahrscheinlich weil er noch nie so viele blaue Jumbos oder Tumbos auf einem Fleck gesehen hat und jeden einzeln begrüßen will.

„Nicht so stürmisch, Burli", lacht Gitti, „du zerreißt mir sonst noch die Strümpf."

Sie schubst ihn sanft zur Seite und registriert, daß sie Publikum bekommen hat.

„Kurtl! Endlich!“

Der Trainer starrt schon die längste Zeit auf ihre wohlgeformten Beine, und auch ihm scheint nicht entgangen sein, daß Gitti unter dem Bademantel was ziemlich Durchsichtiges trägt, heute in Zyklam. Sie schlägt rasch den Bademantel zu und zieht den Gürtel fest.

„Das is die Gitti“, sage ich in das plötzliche Schweigen, das keine Sekunde länger dauern durfte, um nicht ganz peinlich zu wirken, „und das ist der Trainer. Und ein Hund namens Che.“

„J.? Wie J.R.?“ fragt Gitti. „Also der Namen paßt nicht zu dir, Burli. Das is kein schöner Name für so einen lieben Hund.“

Sie tätschelt ihm frisch verliebt das schwarze Köpfchen mit dem großen weißen Fleck auf der Stirn.

„Che. Wie Ernesto Che Guevara“, stellt der Trainer richtig, und ich höre einen leichten Unmut in seiner Stimme.

„Achso. Ist der aus dem Ausland?“ will Gitti wissen.

„Teneriffa. Ein Findelkind. Vier Monate. Komm jetzt, Che! Venga!“

Für den Trainer ist der Bassenatratsch mit der tierlieben Nachbarin damit beendet, er will einen Stock höher auf die Baustelle. Aber Gitti hat nicht vor, uns ziehen zu lassen. Erstens will sie den Trainer darauf vorbereiten, daß sein kleiner Che in einem halben Jahr, wenn er ausgewachsen ist, ein Riesenlackel von einem Hund sein wird, das erkennt der Hundekenner an der Größe der Pfoten und an der Länge seines Schwanzes; und zweitens muß Gitti ganz dringend mit mir reden, was Privates, unter vier Augen, weil nämlich was vorgefallen ist, in Sachen Walter Kaltenbeck, dem Arschloch.

Diesbezüglich hätte ich auch ein paar dringende Fragen an Gitti, gleichzeitig aber auch einigen Erklärungsbedarf gegenüber dem bereits mit den Hufen scharrenden Trainer. Und überhaupt sollte ich oben neben dem Chevy sitzen und auf den Anruf von Ramses, dem fliegenden Videohändler warten.

Eine Situation, wie ich sie ganz besonders liebe. Eingekreist von Problemen und undankbaren Aufgaben, geplagt von Magen- und Gliederschmerzen, und, was die geistigen und nervlichen Kapazitäten angeht, die längste Zeit schon auf Reserve.

„Vielleicht wollen Sie einen Sprung mit reinkommen, auf ein Achtel Rot", wendet sich Gitti an den Trainer und macht damit nix besser. Denn der Trainer trinkt keinen Wein, und außerdem wollte er nicht auf einen Sprung zur Gitti, sondern auf ein längeres Gespräch, eine ausführliche Aussprache, zu mir.

„Nein, danke", sagt er. „Wir müssen wirklich dringend weiter."

Gitti mißversteht das und verabschiedet die beiden, den Trainer freundlich aber kühl, den kleinen Che mit überschwenglichen Liebeserklärungen, die in dem Versprechen gipfeln, ihn sofort zu adoptieren, sollte sein derzeitiger Ziehvater aus irgendeinem Grund seinen Pflichten nicht mehr nachkommen können.

Ich nütze die Gelegenheit und nehme den Trainer zur Seite.

„Folgendes", sage ich leise, „die Gitti und ich haben ein Problem, über das sie mit mir unter vier Augen reden will. Es dauert nicht lang. Setz dich einstweilen oben bei mir gemütlich hin und trink ein Bier, wenn eines da ist. Okay?"

„Wer is diese Person überhaupt?" raunt mir der Trainer zu und zeigt mit dem Daumen nicht wirklich unauffällig auf Gitti, die den kleinen Che gerade zu ihrem feurigen Spanier ernennt und mit dem Bademantel-Gürtel erneut zu artistischen Spitzenleistungen anstachelt. „Gehst du bei ihr als Strohwitwentröster, oder was?"

„Das kann man so nicht sagen“, sage ich und drücke dem Trainer meine Wohnungsschlüssel in die Hand. „Wir reden später. Dann weiß ich mehr.“

„Wunderbar“, seufzt er. „Da kommt man nach drei Monaten zurück in diese Stadt, und wen trifft man am ersten Abend? Alte Leut, Alkoholiker und anlassige Hausfrauen. Wo ist der Rest? Glaub mir, es is deprimierend.“

Und damit nimmt er sein Hundekind an die Leine und steigt mit ihm hinauf zur Baustelle.

„Trainer“, geb ich ihm noch mit auf den Weg, weil es mir eben wieder einfällt. „Falls jemand in der Zwischenzeit wegen irgendwelcher Videocassetten anruft, dann mach, bitte, einen Termin aus. Irgendwann morgen. Aber nicht vor zu Mittag.“

„Sonst noch Wünsche?“ sagt der Trainer, dreht sich auf der Treppe nach mir um und zieht ein Gesicht, das mehr über seinen ersten Abend in der Heimat sagt als tausend Worte.

„Ein ziemlicher Grantscherm, dein Trainer“, meint Gitti.

„Er hat es auch nicht leicht“, sage ich, weil jeder seinen Verteidiger braucht. Grad in der Fremde.

29

Kaum sind Gitti und ich in der amerikanischen Kaltenbeck-Küche allein, überstürzen sich quasi die Ereignisse.

Ich will dringend Aufklärung darüber, was den Boxer, seinen Freund, den Würger, und ihre Auftraggeberin, eine mir unbekannte Frau Rita, eigentlich dazu veranlaßt hat, mich im Stiegenhaus abzupassen und niederzuschlagen, in der irrigen Annahme, ich sei Walter Kaltenbeck. Aber Gitti schließt mich in die Arme und steckt mir ihre Zunge in den Mund, was mich massiv dran hindert, mein Anliegen vorzubringen. In dem ganzen Durcheinander gleitet der rosa Jumbotumbo-Bademantel von ihren Schultern und ich aus Jacke, Hemd und Hose. Ich wühle mich durch Hügel und Täler voll zart duftenden Zyklamen, Gittis forschende Finger sind forsch unter meine Gürtellinie unterwegs, und obwohl wir wirklich alle Hände voll zu tun haben, gelingt es uns doch irgendwie, die Küche hinter uns zu lassen und ins Wohnzimmer zu gelangen, wo sich heute die Kokospalmen auf der Tagesdecke nicht unter einem tiefblauen Sternenhimmel wiegen, sondern im glühenden Abendrot. Gittis zyklamfarbenes Etwas ist so raffiniert geschnitten, daß es von ihr abfällt, kaum daß wir die Bettdecke berührt haben, die Montage des Kondoms ist in Rekordzeit vollzogen, der nachfolgende Liebesakt ebenso, und so liegen wir keine drei Minuten nach dem Abgang des Trainers, von der Rasanz unseres Tuns außer Atem auf dem Doppelbett, und ich sage vorerst einmal garnix.

Gitti dreht sich auf den Bauch und streckt sich genüßlich durch. Sie hätte schon ganz vergessen gehabt, wie entspannend so eine schnelle Nummer für Körper, Geist und Seele sein kann, meint sie. Andere Leute brauchen eine Sitzung beim Seelendoktor, eine Stunde im Fitness-Center, autogenes Training und zwei große Cognac und fühlen sich danach nicht halb so gut. Dann fragt sie mich, ob ich jetzt auch so einen Gusto auf eine Zigarette hätte und auf ein Achtel Rot.

„Mhm“, sage ich ein bißl mundfaul, matt und träge. Das mit der schnellen Nummer hat sie schön gesagt. Denn es sind letztlich immer die einfachen Freuden des Lebens, die einem Herz und Seele wieder einrenken. Nur leider haben wir viel zu selten das Glück, genau in dem Moment, wo wir sie wirklich nötig haben, auf einen Mitmenschen zu treffen, der in der selben Notlage ist und für sich beschlossen hat, seinen diesbezüglichen Versorgungsengpaß nicht länger hinzunehmen.

Wie ich grad so ins Sinnieren komme, erinnert mich Gitti dran, daß einen Stock über uns der Trainer auf mich wartet und der Austausch unserer Körpersäfte nicht der ausschließliche (oder eigentliche) Grund war, weshalb wir so dringend unter vier Augen miteinander sprechen wollten.

„Vorhin waren zwei Typen da", sagt sie, wieder im Bademantel, zwei Zigaretten im Mund, den Aschenbecher in der einen Hand und ein Tablett mit zwei Gläsern Rotwein in der andern.

„Ich weiß", sage ich und bin ihr beim Abstellen ihrer Last auf dem nun arg zerwühlten Palmenstrand behilflich.

„Also, den beiden möcht ich nicht allein im Finstern begegnen", meint Gitti.

Ich berichte, daß mir genau das eben vorhin im Stiegenhaus passiert ist, und ich verheimliche auch nicht, was mir der Boxer, meine geile Alte betreffend, angedroht hat. Für Gitti ein Grund mehr, dem Walter Kaltenbeck die Filzläuse, Pest, Syphilis und Cholera an den ungewaschenen Hals zu wünschen. Weil sich das Arschloch da auf was eingelassen hat, das nicht nur ihn selbst, sondern jetzt auch noch völlig Unschuldige in die Bredouille bringt.

„Das Arschloch macht die Fliege, und du und ich kommen zum Handkuß", empört sie sich, streicht sanft über meine stark gerötete Magengrube und findet dann: „Du solltest dich übrigens schön langsam wieder anziehen, Kurtl."

Und während ich meine Klamotten zusammensuche, weiß Gitti zu berichten, daß ihr der Boxer und der Würger nicht nur eine Heidenangst gemacht haben. Die zwei Berufsschläger hatten bei ihrem Besuch auch einiges zu erzählen, und das, zusammen mit Gittis Wissen über den beruflichen Alltag ihres Gatten, ergänzt und bereichert das traurige Bild des von der Spielsucht getriebenen Vollkoffers Walter Kaltenbeck um eine tragisch-komische Note.

Weil sie nämlich zwei und zwei zusammenzählen kann, weiß Gitti Kaltenbeck, daß es sich bei der Auftraggeberin des Schlägerduos nur um jene Rita handeln kann, von der im *Café Jacky* unter Kolleginnen schon öfters die Rede war. Diese Rita ist eine emeritierte Gunstgewerblerin, die zwar aus Altersgründen ihre aktive Laufbahn beendet hat, ihrer Profession aber auf ebenso ungewöhnliche wie lukrative Art treu geblieben ist. Seit gut einem Jahr schaltet sie in der Wochenendausgabe einer seriösen Tageszeitung unter der Rubrik „Bekanntschaften“ folgende private Kleinanzeige:

Attraktive Dame, 32, blond, unternehmungslustig, aber leider gebunden, sucht ebensolchen Herren (NR, bis 55) für tabulose Freizeitgestaltung. Tagesfreizeit erwünscht. Bildzuschriften erbeten an: Postfach.

Wenn nun der gebundene und unternehmungslustige, aber doch etwas zaghafte Nichtraucher bis 55 sein Bewerbungsschreiben ohne das gewünschte Foto an die unternehmungslustige Frau Rita gerichtet hat, reagiert diese prompt und diskret mit einem Antwortschreiben an sein Postfach. Was der angeblich gebundenen Blondine in den besten Jahren so alles an Tabulosigkeiten vorschwebt, läßt beim Empfänger nicht nur den Blutdruck in die Höhe schnalzen. Und Rita legt noch ein Schäuferl nach, indem sie ihrem Schreiben das Foto einer Blondine beilegt, das keine Wünsche offen läßt. Das Bild zeigt natürlich nicht Rita, denn die ist und war in ihrem Leben noch nie blond, aber sie weiß aus dreißigjähriger Berufserfahrung, was Männer zu Wurschteln macht. Auf der Rückseite des Fotos stellt sie in klebrigen, aber unmißverständlichen Worten klar, daß sie erst dann zu einem ersten Rendezvous bereit sei, wenn sie sich anhand einer fotografischen Ganzkörperaufnahme von seinen Abmessungen überzeugen konnte. Manche Bewerber ziehen daraufhin den Schwanz ein. Der Großteil aber liefert Frau Rita das gewünschte Beweismaterial. Doch anstatt einer Einladung zur tabulosen Freizeitgestaltung kommt alsbald die erste Rechnung, gleich mit Mahnung: Sollten in den nächsten 14 Tagen nicht öS 20.000.– auf nachfolgendes Schweizer Bankkonto einbezahlt werden, gehen Korrespondenz und

Foto per Einschreiben an die Frau Gemahlin. Und angeblich hat bis jetzt kein einziger von Frau Ritas über 120 Kunden die Zahlungsfrist versäumt.

„Weil zwanzig Blaue zwar viel Geld sind, aber nicht so viel Geld, daß man deswegen gleich zur Kieberei rennt, sich dort lächerlich macht und nicht einmal sicher sein kann, daß sie den Erpresser schnappt, bevor der Brief mit dem Foto daheim einschlägt wie die Atombombe. Da brennen die Männer lieber wie die Luster", sagt Gitti und grinst. „Von der Rita könnt man was lernen."

„Naja", sage ich und hab das deprimierende Gefühl, seit Tagen nur noch von Leuten umzingelt zu sein, die mit Sex im Monat mehr Geld verdienen als ich in meinem Job in einem ganzen Jahr. Und das noch dazu steuerfrei.

„Und wieso erhört diese Rita nur Typen, die zuerst einmal kein Foto schicken?" will ich wissen.

„Logisch", meint Gitti. „Die Fototypen, das sind die professionellen Puderanten. Die kennt man. Die lassen keine Gelegenheit aus. Egal ob per Inserat oder sonst wie. Aber bei den Typen gibt's nix zu erben. Maximal den Tripper."

„Verstehe", sage ich. „Aber was ich nicht versteh: Was hat der Walter damit zu tun?"

„Ich hab ihm von der Rita erzählt, weil man mit dem Trick ohne viel Aufwand ganz schön viel Geld machen kann. Und der Walter, der Vollkoffer, hat sich jetzt gedacht, was diese Rita kann, das kann ich auch."

Da der Walter Kaltenbeck jedoch, laut Aussage seiner Gattin, sogar zu blöd zum Scheißen ist, hat er sich bei seinem Coup nicht wirklich clever angestellt: Zum Beispiel schaltete er seine Kontaktanzeige mit fast demselben Wortlaut; und weil er offenbar nicht weiß, wie man ein Postfach eröffnet, entschied er sich für eine Chiffrenannonce; und weil er in der Eile kein anderes Blondinenfoto an der Hand hatte, verschickte er einen Schnappschuß seiner Frau Gitti, oben ohne und im schwarzen Strumpfbandgürtel auf der

Abendrotseite der Kaltenbeckschen Tagesdecke. Viel weiter kam er nicht. Denn Frau Rita war nicht entgangen, daß da ein Ideendieb versuchte, in ihr Revier einzudringen, um in ihren Gewässern zu fischen. Sie stellte dem unbekannten Konkurrenten eine Falle, indem sie auf sein Inserat antwortete. Nach Erhalt des Gitti-Kaltenbeck-Fotos wußte Rita bald Bescheid, denn die Welt ist klein, ganz besonders in Wien unterhalb der Gürtellinie.

Seine gebrochene Nase und den ausgeschlagenen Zahn verdankt der Walter Kaltenbeck aber nicht der streitbaren Rita, sondern seinen 50.000.– an Spielschulden. Rita ist fair, auf ihre Art. Sie will kein Geld vom Kaltenbeck, sie will bloß, daß er sich aus ihrem Geschäft zurückzieht. Umgehend. Und sie will seine Kunden. Die komplette Korrespondenz mit sämtlichen Fotos.

„Morgen um elf", sage ich.

„Genau. Wenn das Arschloch nicht liefert, ist er dran. Oder ich", sagt Gitti.

„Ich würd zu deiner Schwester ziehen, bis sich alles gelegt hat. Und mir Urlaub nehmen im *Jacky*, wenn das geht."

„Mach ich eh", sagt Gitti. „Morgen in der Früh bin ich weg. Deswegen wollt ich dich ja unbedingt noch einmal sehen. Aber wenn du magst, dann laß ich dir einen Schlüssel von der Wohnung da, und du kannst jederzeit duschen kommen."

„Super", sage ich, und bewundere Gitti Kaltenbeck, die in Momenten größter persönlicher Probleme die kleinen Probleme anderer nicht aus den Augen verliert.

Dann kläfft der kleine Hund vor der Tür, und der Trainer begehrt Einlaß. Er will oben nicht länger warten. Erstens war der Eiskasten in der Sauwirtschaft die längste Zeit nicht zu finden, und dann war die Enttäuschung groß, weil er nichts Trinkbares enthält. Kein Bier im Haus, das ist für den Trainer eine schlimmere Katastrophe als Wasserrohrbruch und Kurzschluß zusammen.

„Wenn wir nicht bald gehen, kann ich für nix garantieren“, kommt er mir auf gefährlich. „Dann pinkelt dir der Che noch einmal ins Stiegenhaus.“

„Großartig“ sage ich und schlüpfe in den Lederjanker.

„Gibt's eigentlich des grausliche *Rallye* noch?“ will der Trainer wissen.

„Warum?“ frage ich zurück, und zu Gitti sage ich: „Ich schau nach der Besprechung mit dem Trainer noch auf einen Sprung vorbei.“

Sie kneift mir diskret in den Hintern.

„Das will ich stark hoffen“, sagt sie und flüstert mir ins Ohr, daß sie ohne meine tatkräftige Mithilfe heute ganz bestimmt nicht einschlafen kann.

30

Der kleine Hund will zuerst nach links, dann nach rechts, dann unter ein Auto und schließlich auf einen Besuch ins Zehnerhaus.

„Andere Hunde machen das nicht, so viel ich weiß, die gehen brav an der Leine“, sage ich zum Trainer. „Aber auf Teneriffa is das wahrscheinlich anders. Ich kenn mich da nicht so aus.“

Der Trainerhund, klärt mich der Trainer daraufhin auf, kann nicht folgsam an der Leine gehen, weil er noch ein Welpe ist, also ein Kleinkind, und außerdem war der Flug eine ziemliche seelische Belastung, und die neue Umgebung ist es erst recht. Das arme Tier wurde auf einer kanarischen Insel geboren und ist entsprechende klimatische Verhältnisse gewöhnt. 25 Grad plus, jetzt Ende Februar. In Wien regnet es und es ist saukalt. Das kennt der Kleine nicht und er mag es auch nicht. Das wird ein langer und langsamer Gewöhnungsprozeß. Und ans Abrichten ist jetzt, in diesem Entwicklungsstadium, sowieso nicht zu denken.

Das sind in etwa die Sorgen des Trainers.

Und ganz beiläufig erwähnt er dann auch noch, daß dieser Typ wegen der Videos angerufen hat, während er auf der Suche nach meinem Eiskasten war.

„Wenn ich ihn richtig verstanden hab, dann ist nicht er selbst der Dealer, kann aber auf Wunsch die Connections herstellen. Anruf genügt, und es wird prompt geliefert. So in der Art. Was sind das eigentlich für Videos?"

„Grausliche", sage ich.

„Bootlegs. Hab ich mir gleich gedacht. Aber seit wann interessiert dich jemand so sehr, daß du sogar Video-Bootlegs von ihm haben mußt?"

Der Trainer kann momentan nur an seinen Hund denken und an seine Musik.

„Man hat so seine Phasen im Leben", sage ich.

„Jedenfalls ist er morgen ab 21 Uhr im Dings, in einem Lokal in Hernals. Convoy, oder so ähnlich."

„Wo?!"

„Convoy. Tolstoi. Leroy. Irgendsowas. Ein Billard-Café jedenfalls. So viele wird's im 17. Bezirk ja nicht geben, die so ähnlich heißen."

„*Savoy*", sage ich.

„Hundert Punkte", sagt der Trainer. „Du kennst aber auch wirklich jede Hüttn."

„Dort spielen der Axel und der Ronnie immer Pool", sage ich möglichst unbeteiligt.

Gleichzeitig fühle ich eine massive Übelkeit in mir aufsteigen, komplett mit Schwindel, Herzstechen und Hirnsausen.

„Der Typ hat irre schnell und total undeutlich geredet", höre ich weit weg den Trainer sagen und sehe den Fettuccini vor mir, wie er Mokka trinkt, Ronnie auf die Schulter klopft und das Handy aus der Brusttasche seines olivfarbenen Sakkos zieht. „Außerdem war total laute Musik im Hintergrund, wie in einer Disco, und dann auch noch sein Akzent. Muß ein Italiener sein. Logisch, irgendwie. Die sind bootlegmäßig nach wie vor die Marktleader."

„Und was hat der Typ sonst noch gesagt?" erkundige ich mich mit matter Stimme. „Woran werd ich ihn morgen erkennen?"

„Garned", meint der Trainer. „Er hat mich gefragt, woran er mich erkennen wird. Hab ich gesagt: Ganz einfach, ich hab einen kleinen Hund."

„Du?!"

„Hab ich einen kleinen Hund oder ned?"

„Ich mein: Was willst du im *Savoy*?"

„Naja", sagt der Trainer und zerrt seinen kleinen Hund, der schon die längste Zeit am Portal der seit vielen Monaten geschlossenen Fleischerei gerüchliche Abenteuer der Extraklasse erlebt, mit einem energischen Ruck weiter. „Ich hab mir gedacht, vielleicht hat der Typ auch was im Angebot, das mich interessieren könnte. Alte Liveaufnahmen vom Springsteen und den Allman Brothers zum Beispiel. Oder sonstwelche Klassiker. Ich komm einfach mit."

Es wäre heute nicht das erste Mal, daß der Trainer die Lage verkennt. Aber ich komm garnicht dazu, mir zu überlegen, wie ich ihm den Stand der Dinge möglichst schonend beibringen könnte, denn er äußert nun ein Problem, das ihn sein Leben lang begleitet hat und auch auf den fernen Kanaren offenbar nicht von seiner Seite gewichen ist.

„Apropos. Ich hab im Augenblick keinen Groschen österreichisches Geld. Alles nur Peseten. Kannst du mir bis Montag was borgen, Kurtl? Da geh ich gleich in der Früh auf die Bank Geld wechseln."

Der kleine Che hat uns, was kein Zufall sein kann, auf die Sechshauserstraße geführt, und da leuchtet auch schon das grünblaue Signal des Bankomaten. Ich wette, der Trainer hat keine einzige Pesete in der Tasche und wird am Montag auch nicht auf die Bank gehen, weil man ihn beim Betreten des Instituts wahrscheinlich sofort verhaften und in den Schuldenturm werfen würde. Also nicke ich verständnisvoll, und wir folgen dem kleinen Hund, der plötzlich ein ziemliches Tempo vorlegt, vorbei am *Rallye* zur Ersten Österreichischen Sparkasse, und ich hol dem Trainer und seinem Hund zwei Tausender aus dem automatischen Geldscheißer.

Und dann treffe ich, über den Kopf des Einsatzleiters Brunner hinweg, eine kühne Entscheidung.

„Wir müssen was besprechen", sage ich.

„Herzensangelegenheiten?" grinst der Trainer, der mit den zwei Blauen in der Tasche gleich deutlich entspannter wirkt. „Vielleicht die resche Strohwitfrau betreffend?"

„Unter anderem", sage ich.

31

Als mich Gitti Kaltenbeck zirka drei Stunden später wieder in die Arme schließt, ist sie im Unterschied zu mir garnicht müde und will mir ganz dringend was ganz Wichtiges zeigen.

Mit dem Trainer ist alles besprochen. Fürchte ich. Er ist mit seinem kleinen Hund auf dem Heimweg, um die Koffer garnicht erst auszupacken, sondern den nächsten günstigen Flug zurück auf seinen Wüstenplaneten zu nehmen.

Schon nach der ersten Mumie verfinsterte sich seine Miene, und dann saß er nur noch stocksteif da, die Arme vor der Brust verschränkt, rührte sein Bier nicht an, und seine Lippen wurden zu dünnen blassen Strichen, unverkennbare Zeichen seiner rigorosen Ablehnung.

„Und weiter?" sagte er vielleicht drei, vier Mal. Sonst sagte er nix. Und als ich am vorläufigen Endpunkt der Entwicklungen angelangt war, nahm er einen großen Schluck von seinem mittlerweile schalen Bier, räusperte sich und erklärte mir mit viel Eis in der Stimme, ihm sei das alles ganz einfach zu viel. Er hätte auf Teneriffa mehr Zeit mit dem

Wahnsinn, dem Sterben und dem Tod anderer Menschen verbracht, als ihm lieb ist. Und er hätte sich ehrlich auf das Wiedersehen mit mir, der Kombo und der ganzen Crew gefreut und sich eigentlich erwartet, daß alle bereits mit vollem Einsatz mitten in den Tourneevorbereitungen steckten, seine Konzepte studiert hätten und bereit wären, diese nun mit ihm zu diskutieren.

„Und was finde ich?" schloß er seinen Kommentar, ohne auch nur mit einem Wort auf meine Notlage eingegangen zu sein: „Nur Sterben, Tod und Wahnsinn. Und dich, Kurtl, als nervliches Wrack, das mit all den anderen untergehen wird."

„Klar is das alles Scheiße, Trainer", sagte ich, „aber solche Wickeln kriegen wir doch in den Griff."

Aber der Trainer wollte davon nix hören, wollte garnix mehr hören. Dem kleinen Hund war das egal. Er schlief die ganze Zeit auf einer Autodecke, die ihm der Herr Josef aus seinem alten Fiat geholt hatte.

„Lies das, wenn du nicht einschlafen kannst", sagte der Trainer und zog eine dicke Mappe aus seinem roten Rucksack, aus dem er bisher nur Spielzeug, einen Wassernapf und Trockenfutter für sein Adoptivkind geholt hatte.

„Was is das?"

„Nix", sagt der Trainer. „Nix, das dich jetzt weiterbringt."

„Genau das, was ich jetzt am dringendsten brauch", sagte ich und legte die Mappe auf den leeren Stuhl neben mir.

Daraufhin weckte der Trainer seinen kleinen Hund und ging.

Ich ging zwei große Fernet später, um nun von einer nichts ahnenden und freudig erregten Gitti Kaltenbeck mit einem ihrer Versandhauskataloge überrascht zu werden.

„Tät dir das gefallen, Kurtl?" fragt sie und schiebt den aufgeschlagenen Einkaufswälzer zusammen mit einem Achtel Rot zu mir über den Küchentisch.

„Super", sage ich vorbeugend.

Er hätte auf Teneriffa mehr Zeit mit dem Wahnsinn, dem Sterben und dem Tod anderer Menschen verbracht, als ihm lieb ist ...

... sagte der Trainer. Beschrieben hat er das ja im zweiten Band der Kurt-Ostbahn-Abenteuer-Trilogie

KURT OSTBAHN
HITZSCHLAG

KRIMINALROMAN
VON
GÜNTER BRÖDL

HAYMON

Wir sind in der Abteilung für Damenunterwäsche. Büstenhalter, Strumpfbandgürtel und Slips in sämtlichen Farben der Saison. Gitti tippt mit dem Zeigefinger auf verschieden kleine Modelle.

„Super", sage ich noch einmal, aber lasse wohl die Begeisterung vermissen, die sie erwartet hat.

„Oder mehr sowas in der Art?"

Gitti blättert ein paar Seiten weiter. Jetzt sind wir in der Abteilung für Reizwäsche, und ich soll zwischen einem Korsett aus schwarzem Lack und einem aus schwarzer Spitze mit roten Rüschen wählen.

„Alles ganz super. Aber darf ich schnell telefonieren?", sage ich, weil ich mich nicht entscheiden kann, beziehungsweise etwas dringlichere Entscheidungen anstehen.

„Keine Privatgespräche", sagt Gitti und lacht.

Der Anruf beim Doc verläuft dann auch ohne allzuviele Herzlichkeiten. Der Doc, mit Computerproblemen überlastet, reicht mich gleich weiter an Brunner, der (möglicherweise aus privaten Gründen) ziemlich schroff auf meinen Bericht über das entmutigende Zusammentreffen mit dem Trainer reagiert. Es ist von Dilletantismus die Rede, von grober Fahrlässigkeit und davon, daß ich durch meine Vorgehensweise eine höchst vielversprechende Aktion (Operation Savoy 2) in den Sand gesetzt habe.

„Okay", sage ich, auch schon leicht grantig, weil mich die Überreaktion des Trainers weit mehr beschäftigt, als die zwei Kriminalprofessionisten vielleicht annehmen. „Also wer geht jetzt morgen mit einem kleinen Hund ins *Savoy*, wenn der Trainer um die Burg nicht will und zurück nach Teneriffa fliegt, weil ihm unsere Leichen hier zu viel sind?"

Brunner weiß darauf keine Antwort und reicht mich zurück an den Doc.

„Ich werd mit dem Trainer ein ernstes Wort reden", sagt er. „Und du, Kurt, solltest dich vielleicht besser zurückziehen und ausspannen, bis wir uns wieder bei dir melden."

„Großartig“, sage ich.

Gitti hat was von Leichen gehört und schlagartig das Interesse an ihren Versandhausdessous verloren.

„Was is da los, Kurtl?“ sagt sie, nachdem ich aufgelegt habe. „Was machst du da eigentlich für Sachen?“

„Ermitteln“, sage ich.

„Wie?“

„Wie man halt so ermittelt.“

„Du?!“

Sie schaut mich mit großen Augen an. Dann lacht sie schallend. Grad daß sie sich nicht vor Vergnügen auf die Schenkel klopft.

Gitti würde nicht so reagieren, wenn sie zuzüglich zu ihren Illustrierten und Versandkatalogen sagen wir ein Mal im Jahr ein gutes Buch lesen würde.

32

20 Uhr 43.

Ich hab noch zwei Minuten.

Dann werde ich das *Savoy* betreten, wie der Kurtl das *Savoy* betreten würde, wenn er mit Axel und Ronnie eine Verabredung zum Poolspielen hat, aber eine Viertelstunde zu früh dran ist.

Das alkoholische Motto an diesem Sonntagabend lautet: „Chin Gin“. Der Trainer und sein kleiner Hund sind vor acht Minuten in dem Billardtempel verschwunden, und beide haben sie nicht wirklich froh ausgesehen. Bier, Tequila oder Whiskey zum halben Preis hätten die Laune des Trainers vielleicht ein wenig heben können, aber nicht einmal da bin ich mir so sicher.

Als er mich nach einer dreistündigen Aussprache mit dem Doc in der Reindorfgasse abgeholt hat, war er schon deutlich blasser im Gesicht als gestern. Er sei nicht der richtige Mann für diesen Job, erklärte er mir während der Fahrt nach Hernals zirka hundertfünfzig Mal, und er mache bei dieser Operation nur mit, weil er das unserer alten Freundschaft schuldig wäre. Außerdem will er garnicht wissen, wo wir da hineingeraten könnten. Also eigentlich er und sein Hund. Denn der Doc wertet ja daheim in der warmen Stube neue Daten aus, Brunner hat sich den heutigen Abend aus familiären Gründen freigenommen, und ich hab die Order, mich diskret im Hintergrund zu halten und nur im äußersten Notfall einzugreifen, und zwar indem ich Brunner daheim bei seiner Krankenschwester anrufe.

Der Trainer und sein kleiner Hund müssen da also ganz alleine durch.

Während der Fahrt versuchte ich den Trainer zu beruhigen. Was aber fürwahr kein Leichtes ist, wenn man dabei permanent dem Tod ins Auge blickt. Denn seine Befürchtungen und Bedenken lenkten ihn dermaßen von seiner eigentlichen Aufgabe – nämlich dem Steuern seiner froschgrünen Rostlaube – ab, daß er während der fünfzehn Fahrminuten von der Reindorfgasse zum *Savoy* mindestens ein Dutzend lebensgefährliche Konfrontationen mit anderen Verkehrsteilnehmern provozierte. Und da war auch noch der kleine Hund, der nicht auf dem Rücksitz bleiben wollte, sondern nach jeder Notbremsung nach vorn ans Steuer drängte. Aus Angst, nehm ich an, oder weil er dem Trainer zeigen wollte, wie man's richtig macht.

20 Uhr 44.

Ich stehe vor dem Schaukasten des *Savoy*, täusche großes Interesse am hochprozentigen Wochenspielplan vor. Wäre heute Donnerstag, wie bei meinem letzten Besuch, würde ich mein flatterndes Nervenkostüm mit einem Diskont-Caipirinha verwöhnen. Weil heut aber Sonntag ist, werden es zwei Vollpreis-Caipirinhas werden.

Kaum habe ich diese wichtige Entscheidung getroffen, stürzt der Trainer aus dem Lokal, völlig aufgelöst und seinen kleinen Hund im Arm. Das Tier zittert und bebt und stößt ganz klägliche Laute aus.

„Vergiß es", sagt der Trainer.

Herr, Hund und ich stehen 16 Minuten vor dem vereinbarten Treffen mit Fettuccini im strahlenden Licht des *Savoy*-Portals auf der Straße. Angenommen unser Entrümpelungs- und Videomann kommt eine Viertelstunde früher, zum Beispiel um einen Espresso zu trinken und ein bißchen in sein Handy zu brüllen, dann können wir die *Operation Savoy 2* bereits jetzt als gescheitert betrachten.

„Großartig", sage ich zum Trainer und seinem Hund.

20 Uhr 45.

„Erstens is in der Hüttn striktes Hundeverbot", beißt mich der Trainer an, als wäre ich für die Hausordnung im *Savoy* verantwortlich. „Und zweitens kriegt der Che in dem Wirbel da drinnen einen Nervenzusammenbruch. Schau ihn dir an!"

Wir haben uns in das Dunkel der nächsten Hauseinfahrt zurückgezogen. Lagebesprechung.

„Also is die Operation jetzt abgeblasen?" frage ich.

„So geht's jedenfalls nicht", sagt der Trainer.

„Irgendwelche Vorschläge, Trainer? *Plan B* oder so?"

20 Uhr 49.

Keine Caipirinhas, nicht einmal ein Gin Fizz. Garnix aus dem internationalen Getränkeangebot des *Savoy*. Weder zum halben, noch zum vollen Preis.

Der Trainer ist an die Bar zurückgekehrt. Er wird Che's Kinderbeißkorb neben sich auf die Theke legen, um für den Fettuccini als der „Mann mit dem kleinen Hund" erkennbar zu bleiben.

Und ich gehe mit dem kleinen Hund einstweilen in den Park. Werd mit ihm spielen, überprüfen, ob er einen Haufen macht und ob dieser von halbwegs fester Konsistenz ist, werd mir merken, wie oft er pinkelt, und wenn dem kleinen Hund kalt ist, werd ich mich mit ihm in die Rostlaube des Trainers setzen, die Heizung anwerfen, und dann werden wir es uns richtig gemütlich machen, der kleine Hund und ich, und gemeinsam auf die Rückkehr des Herrls warten.

So wird das sein, weil's nicht anders geht.

Was die Zeit im Park betrifft, bin ich umfassend gebrieft: Ich darf den kleinen Hund unter gar keinen Umständen von der Leine lassen. Ich muß dafür Sorge tragen, daß der kleine Hund keinen Kontakt zu seinen Artgenossen aufnimmt. Ich habe ganz besonders darauf zu achten, daß der kleine Hund nix ins Maul nimmt, weil er noch Babynahrung bekommt und alles andere unweigerlich zu Durchfall, Erbrechen oder sogar zu lebensbedrohenden Erkrankungen führen kann.

„Das wird nicht leicht", gab mir der Trainer mit auf den Weg, „weil ihn im Normalfall der Beißkorb dran hindert alles zu fressen, was ihm vor die Nase kommt. Aber du checkst das schon, Kurtl."

21 Uhr 12.

Ich verlasse, den winselnden kleinen Hund im Arm, fluchtartig den Park.

„Scheiß di ned an", ruft mir der Besitzer des kaninen Serienkillers nach, der Che aus dem dunklen Gebüsch angefallen, am Genick gepackt und zu Boden geworfen hat. Das braunschwarze Monster fletschte die Zähne zum Todesbiß, als es von seinem Halter, einer Kombination aus Boxer und Würger im himmelblauen Jogginganzug, im allerletzten Moment zurückgepfiffen wurde.

„Nur die Härtesten kommen durch", lacht er uns hinterher, um seinen Harro dann einen „guten Hund, braven Hund" zu heißen und mich einen „Warmen, weil ein richtiger Mann hat einen richtigen Hund und ned so ein Krewecherl!"

„Und wenn du einmal groß und stark bist, Che, dann beißt du den beiden Arschlöchern die Eier ab", tröste ich das Kind in meinem Arm, was pädagogisch vielleicht nicht ganz korrekt sein mag, aber irgendwann hört es sich mit dem ewigen Korrektsein auf, da muß man zurückbeißen, weil sonst kriegt man Krebs von der vielen Wut im Bauch, und diese

Welt geht unter dem Kommando dumpfer Killerhundehalter endgültig in die Binsen.

21 Uhr 16.

Herrlich. Die Standheizung funktioniert. In der froschgrünen Rostlaube wird es bacherlwarm, während es draußen wieder zu regnen beginnt. Der kleine Hund liegt auf der Rückbank und schläft.

Im Park haben wir in einer knappen halben Stunde Abenteuer erlebt, die Stoff für eine mindestens 12-teilige Fernsehserie abgeben würden, den Rahmen dieses Tatsachenberichts jedoch eindeutig sprengen. Aber jetzt haben wir es ganz gemütlich. Ich schiebe eine Cassette des Trainers in den Recorder. Musik aus seinem kanarischen Refugium. Flamenco und Salsa auf Erfahrungsaustausch bei den Herrn Rhythm und Blues. Ich hör mir an, was sich die Vier zu erzählen haben, und weil das ziemlich spannend ist, vergeht die Zeit wie im Flug.

21 Uhr 49.

Seite A der Cassette ist zu Ende. Und immer noch keine Spur vom Trainer. Ich weiß nicht, ob ich mir jetzt schon Sorgen machen soll oder erst nach dem Studium der B-Seite.

21 Uhr 52.

Der kleine Hund träumt auf dem Rücksitz. Seine Beinchen zappeln, und er hechelt im Schlaf. Auf der Flucht, würde ich sagen. Auf der Flucht vor dem vierbeinigen Serienkiller, der im Park sein Unwesen treibt.

Apropos. Brunner und Doktor Trash waren, obwohl Sonntag und der Tag des Herrn, auch nicht ganz untätig. Sie wissen mittlerweile, daß die beiden Assistenten von Frido Knapp nix wissen, das uns weiterhelfen könnte. Präziser: Assistent Claus weiß garnix, und Assistent Bernhard, der dem Knapp auch lange Jahre gratis die Buchhaltung gemacht hat, weilt derzeit als Regieassistent einer Regenwald-Fernsehdokumentation in Indonesien und ist, wie sein ehemaliger Chef, bis auf weiteres telefonisch nicht erreichbar.

Brunner hat sich mit seinem alten Freund Richie und dem Doktor Weigl von der Gerichtsmedizin getroffen und hat von diesem Treffen einen Namen mit Foto mitgebracht: Iona Antonescu, 27, geboren in Rumänien, seit 1993 in Österreich, Beruf: Tänzerin, mehrfach vorbestraft wegen illegaler Prostitution und Drogenbesitzes, seit November letzten Jahres abgängig. Ihr Verschwinden wurde erst drei Wochen später amtsbekannt, dann nämlich, als ihre Nachbarn die Polizei riefen, weil sie sich durch die unangenehmen Gerüche aus der Wohnung der Tänzerin belästigt fühlten. Dort fand die Polizei dann ihre drei Goldhamster und ein Kaninchen verhungert und im Zustand fortgeschrittener Verwesung in ihren Käfigen. Dem Doktor Weigl ist es gelungen, das Gebiß der Leiche aus dem Allesbrenner so weit zu rekonstruieren, daß er nun nicht ausschließen will, daß es sich bei der Toten um die vermißte Frau Antonescu handelt.

Der Doc wiederum hatte heute zu Mittag ein Erlebnis, das mich nicht wirklich fröhlich stimmt, aber Brunners Trebernen-Theorie, Iris Fabian hätte uns zwar viel erzählt, aber mindestens ebensoviel verschwiegen, irgendwie zu bestätigen scheint:

Als er so gegen eins mit dem Taxi bei Iris' Mutter vorfuhr, um der alten Dame unangemeldet und unauffällig in Sachen Iris und Knapp auf den Zahn zu fühlen, parkte vor dem Haus ein geländegängiger Toyota mit Waldviertler Kennzeichen. Der Doc wollte Mutter und Tochter nicht weiter stören und fuhr wieder heim.

Wären wir die Polizei, und unser ganzes Tun und Treiben sozusagen staatlicherseits genehmigt, dann gäbe es jetzt zwei Beamte in Zivil in einem zivilen Kraftfahrzeug, die dem Toyota von Iris Fabian überall hin folgen würden, vielleicht sogar direkt zur Adresse des Totenvogels.

Was weiß man.

22 Uhr 14.

Iris in Wien. War oder ist immer noch zu Besuch bei ihrer

Mutter. Um über Dinge zu reden, die sie Brunner und mir in Hermannschlag nicht erzählen wollte. Oder versucht sich bei ihrer Mutter Klarheit zu verschaffen über Dinge, die ihr die längste Zeit schon Alpträume machen. Oder alles ist ganz anders. Unser Besuch hat Iris wieder Appetit gemacht auf die Lichter der Großstadt. Ein, zwei Tage Urlaub von ihren heulenden Wölfen, hungernden Rehen, gezeichneten Igeln und Mäusen.

Was weiß man.

22 Uhr 21.

Der Trainer steigt zu.

„Das war vielleicht ein Theater", lacht er und holt umständlich eine VHS-Kassette aus seiner Lederjacke. Es ist nicht zu übersehen, daß er die Pausen und Längen dieses Theaters mit zahlreichen halbpreisigen Gin-Mixgetränken überbrückt hat.

„Und?" sage ich.

„Und was?" grinst der Trainer.

33

Nachtvorstellung.

Brunner hat sich unter dem Vorwand, seinem alten Freund Richie in Liebesangelegenheiten beistehen zu müssen, von seiner Schwester Ursula freimachen können. Der Trainer ist nach dem Gelingen der *Operation Savoy 2* der Star des Abends. Der Doc akzeptiert zur Feier des Tages sogar die Anwesenheit eines kleinen Hundes in seinem Datenheim, allerdings nur in den Naßräumen, also in Klo oder Bad.

Und ich denke mir nach zirka drei Videominuten, daß man nicht alles gesehen haben muß, um zu wissen, was man nicht zu sehen braucht.

Weder brauch ich länger den Anblick der ausgezehrten Frauengestalt, die geknebelt und gefesselt an Frido Knapps

Sprossenwand hängt, noch den Anblick einer maskierten Vettel in schwarzledernen Stiefeln, Shorts und Büstenhalter (Madame Vicki?), die ihr quasi zum Aufwärmen Bleigewichte an die Brustwarzen und Schamlippen klemmt und sie danach mit heißem Kerzenwachs beträufelt.

Was mich bereits nach den ersten Minuten in Richtung Badezimmer und kleinem Hund drängt, ist nicht die Aktion an sich, die ja Gleichgesinnten viel Lust und und Freude bereiten mag, sondern der Zustand von Madame Vicki's (?) Opfer, das Brunner nach einem kurzen vergleichenden Blick in seine Unterlagen sofort als die seit November letzten Jahres vermißte Ioana Antonescu, 27, identifiziert hat. Die rumänische Tänzerin hängt von Beginn der trostlosen Vorstellung an regungslos in den Seilen und reagiert auf die schmerzhaften Klammern, Gewichte und das heiße Kerzenwachs bestenfalls mit einem müden Flattern der Augenlider. Vollkommen dicht, zu, vollgeknallt.

Das sage ich auch meinen ermittelnden Kollegen, ehe ich unaufgefordert und freiwillig den kleinen Hund aus Doktor Trash's Badezimmer befreie, um mit ihm zu mindestens einer Runde um den Häuserblock aufzubrechen.

Als wir zirka dreizehn Runden später wiederkommen, will der kleine Hund nur noch schlafen, und auch die Kollegen machen einen ziemlich bettschweren und mitgenommenen Eindruck.

„Ohne jetzt pietätlos wirken zu wollen", sagt der Doc und kippt seinen Tequila, „aber das war kein Snuff-Video. Das war ein schlecht abgefilmter Betriebsunfall."

„Wachs- und Nadelspiele haben noch keinen umgebracht", ergänzt Brunner. „Aber eine Überdosis schon."

Der blasse Schatten des Trainers kommentiert das Gesehene erst gar nicht, sondern erkundigt sich mit dünner Stimme nach dem Befinden seines Adoptivkindes.

„Der Che büselt nach dem Marsch um die Häuser wie ein Murmeltier", sage ich.

„Wenigstens einer von uns, der nach dieser Vorstellung ruhig schlafen kann“, meint Brunner und hält dem Doc sein leeres Schnapsglas hin.

34

Hasenöhrl Junior und sein Team reiten pünktlich um acht Uhr ein, und wer das Zwölferhaus zu diesem Zeitpunkt noch nicht verlassen hat, zum Beispiel um zur Arbeit zu fahren, bereut das spätestens zehn Minuten später bitterlich.

Die drei Professionisten und ihr auch heute wieder in teures dunkles Tuch gehüllter Anführer haben nämlich nicht nur vor, eine Badewanne, eine Toilettanlage und ein Waschbecken zu installieren, sondern auch gleich sämtliche branchenüblichen Dezibel-Rekorde zu brechen. Kaum haben sie ihr Werkzeug ausgepackt, verwandeln sie das Zwölferhaus in ein Tollhaus, in dem nur noch Mark erschütterndes und Neven zerfetzendes Heulen, Dröhnen, Splittern und Bohren regieren.

Ich rechne minütlich mit dem Eintreffen der Funkstreife und würde mich gleich als erster freiwillig evakuieren lassen.

Hasenöhrl Junior aber steht wie ein Feldherr mitten auf der Baustelle und genießt sichtlich das akustische Gemetzel, das sein Team hier anrichtet.

Mir treiben der Lärm (und der letzte Nacht beim Doc genossene Tequila) den Schweiß aus allen Poren, und nachdem ich hier ohnehin nix zu melden habe, beschließe ich, auf das Angebot von Gitti Kaltenbeck zurückzukommen und mich einen Stock tiefer mit einer heißen Dusche zu verwöhnen.

In meinem amerikanischen Küchentraum dröhnt es nur unwesentlich leiser, aber er ist deutlich besser beheizt und ausnahmsweise halbwegs aufgeräumt. Gitti Kaltenbeck hat ihre Wohnung nicht Hals über Kopf verlassen und vor Antritt der Flucht zu ihrer Schwester sogar noch Zeit gefunden, mir eine Grußbotschaft zu hinterlassen. Auf dem Küchentisch liegt einer ihrer Versandkataloge, aufgeschlagen bei der Abteilung für Reizwäsche, und daneben eine handschriftliche Botschaft:

Best. Nr. 120047 oder Best. Nr. 120049?
Ich denke an Dich,
Gitti

Und wieder steh ich vor der Qual der Wahl: das Korsett aus schwarzem Lack oder das Modell in Spitze mit den roten Rüschen? Und wieder frag ich mich, ob das mit der gegenseitigen Nachbarschaftshilfe wirklich eine so gute Idee gewesen ist. Im trüben Licht des Tages betrachtet, und ohne Kaffee im Magen, würde ich sagen: Frau, gebunden, und Mann, vereinsamt, treffen in einer Zeit der Dürre, nach langer erotischer Trockenperiode aufeinander, bringen die Dinge zum Schwingen, die Quellen zum Sprudeln. Die Wüste lebt. Erogenes Training. Sinnesfreuden nach Herzenslust. Aber nicht mehr. Kein Warten, Hoffen, Hirnen. Keine Versprechen, Schwüre, Investitionen in die Zukunft. Kein Lackkorsett und auch keines mit roten Rüschen.

Das werden wir besprechen müssen, die Gitti Kaltenbeck und ich. In aller Ruhe. Sage ich mir und steige in die Duschkabine. Und es ist wie beim ersten Mal. Die Lebensgeister regen sich, strecken und recken sich, obwohl da niemand ist, der mir den Rücken einseift und heute auch niemand, der mich am Palmenstrand mit einem Achtel Rot erwartet. Ich dreh die Dusche an und entscheide mich für Best. Nr. 120047.

So einfach geht das.

35

„Gitti!“

Nach dem dritten, schon leicht verzweifelten Ruf nach der Dame des Hauses, dreh ich das warme Wasser ab und schiebe die Kabinentüre auf.

Walter Kaltenbeck steht in der Küche, und seine Nase leuchtet in allen Farben des Regenbogens.

„D'Ehre“, sage ich.

Er sagt vorerst garnix, steht nur da und starrt mich an, als hätte er seine erste Begegnung mit einem Außerirdischen.

„Hab ich mich jetzt im Stock geirrt, oder was?“ erkundigt er sich, legt den Retourgang ein und macht ein paar Schritte in Richtung Wohnungstür. Dabei setzt er umständlich zu einer Entschuldigung an.

„Alles in Ordnung“, versuch ich ihn zu beruhigen, steige aus der Dusche und schlüpfe, in Ermangelung eines sauberen Hand- oder Badetuchs, in Gittis rosa Bademantel mit den vielen blauen Elefanten.

Walter Kaltenbeck läßt mich dabei nicht aus den Augen und kratzt sich im Nacken, ein Hinweis darauf, daß er ganz viel nachdenken muß.

„Und wo is die Gitti?“ fragt er schließlich.

„Es is was vorgefallen“, sage ich.

„Und der Walter? Is der Walter da?“

Ich biete Walter Kaltenbeck seinen Stuhl in seiner amerikanischen Einbauküche an, er hockt sich artig hin und schüttelt eine Zeitlang den Kopf. Dabei kramt er aus seinem Anorak eine zerknitterte Packung *Hobby* hervor und ein Wegwerffeuerzeug.

„Alles palletti mit der Gitti und dem Kleinen“, sage ich, während er sich umständlich seine Zigarette anraucht. „Die sind bei der Schwester. Und ich komm runter duschen, weil ich oben grad kein Wasser hab. Baustelle, weißt eh.“

Mein Blick fällt auf den Versandkatalog und Gittis handschriftliche Bestellvorschläge.

„Warum?“ fragt Walter Kaltenbeck.

„Warum was?“

„Warum sind die Gitti und der Walter ned da?“

Ich setze den Familienvater davon in Kenntnis, daß ein Boxer, ein Würger und eine Frau Rita in der Zeit seiner Abwesenheit nicht nur Frau und Kind, sondern auch mich in Angst und Schrecken versetzt haben. Und Walter Kaltenbeck entspannt sich endlich, ja findet, was ich ihm zu sagen habe, sogar irgendwie lustig.

„Alles gepegelt“, grinst er und zeigt dabei das schwarze Loch rechts oben, wo es bis vor wenigen Tagen noch einen Eckzahn gegeben hat. „Die Rita und ich sind seit gestern fusioniert, wie man sagt. Ich als stiller Teilhaber, quasi.“

„Gratuliere“, sage ich, setze mich zu ihm an den Küchentisch und kann endlich Gittis Wäschekatalog zuklappen und ihren Bestellvorschlag in der Tasche ihres Jumbotumbomantels verschwinden lassen.

„Aber das Ärgste is ja“, wird Walter Katenbeck plötzlich gesprächig und bietet mir eine zerknautschte *Hobby* an. „Vorige Woche krieg ich auf meine Anzeigen einen drei Seiten langen Brief vom Alfons, dem sierigen Hund! Mein eigener Stiefbruder, absolut seriös, schwer unter der Fuchtel von seiner Alten, irgendwas abteilungsleitermäßiges bei der Krankenkassa, sucht Anschluß an eine Dame, bei der er den strengen Herrn Oberlehrer spielen kann. Beim ersten Rendezvous wird er ihr seine ganze Sammlung von Bambusstecken und Holzlinealen mitbringen, und sie darf sich dann aussuchen, womit er ihr in der Mittagspause den Arsch verdrischt, daß sie eine Woche lang nicht gscheit sitzen kann. Solche Sachen schreibt der Alfons, das Zniachtl. Ich hab glaubt, ich brich nieder, auf der Stelle, Kurtl.“

„Das Leben steckt oft voller Überraschungen“, sage ich.

„Wann mir der Alfons noch einmal im Leben deppert

kommt, so wie damals mit der Verlassenschaft, wie der Vater gestorben ist, dann reib ich ihm den Brief unter die Nase. Was glaubst, wie schnell der brennen wird, weil er sich vor seiner Alten anscheißt bis übers Kreuz."

Walter Kaltenbeck zieht genüßlich und zufrieden an seiner *Hobby*. Er ist wieder obenauf. Alles im Griff. Alles unter Kontrolle. Sollte ich einmal jemand brauchen, der mir beibringt, wie man sich in den eigenen Sack lügt, dann weiß ich jetzt, der Kaltenbeck ist eine der ersten Adressen.

„Und die 50.000.– ?" erkundige ich mich, weil mich interessiert, wie realistisch er seine Überlebenschancen bei Nichteinbringung seiner Spielschulden einschätzt.

„Welche 50.000.– ?" sagt Walter Kaltenbeck. Dann erinnert ihn seine Zahnlücke oder die verschwollene Nase daran, daß diese Angelegenheit noch nicht gepegelt ist. Aber auch diesbezüglich sieht er bereits einen Silberstreif am Horizont. „Deswegen brauch ich ja die Gitti. Ich muß nämlich dringend nach Bratislava. Für eine gewisse Zeit. Ein Bekannter von mir baut da grad was auf. Eine todsichere Sache. Pyramidenspielmäßig. Fast kein Risiko, aber eine super Rendite. Ich könnt sofort einsteigen, wann ich ein bißl ein Startkapital mitbring. Wann die Geschichte so rennt, wie der Bertl sagt, bin ich in einem Monat meine Schulden los und sitz schon im Flieger nach Thailand. Vier Wochen Hormonkur, wannst weißt, was ich mein, Kurtl."

Walter Kaltenbeck lacht fröhlich.

„Welcher Bertl?" sage ich.

„Der Brehm-Bertl. Herbert Brehm. Super Typ. War früher beim Film und in der Musikbranche. Kennst vielleicht eh?"

„Flüchtig", sage ich.

Also so ein richtiges Arschloch ist der Walter Kaltenbeck nicht. Aber ein Vollkoffer ist er schon.

36

Ich rufe den Trainer an und lade ihn auf ein Arbeitsessen beim *Quell* ein.

„Arbeitsessen?“ fragt er vorsichtig.

„Wir haben allerhand zu besprechen, oder?“

„Seh ich auch so. Aber komm mir nicht mit deinem Totenvogel und der verheizten Pornodarstellerin. Diesbezüglich hab ich gestern meine Schuldigkeit getan. Apropos: Hast du schon hineingelesen?“

Ich weiß nicht, was der Trainer meint.

„Mein Manuskript“, sagt er. „Die rote Mappe, die ich dir am Samstag mitgebracht hab.“

Die hab ich, wenn ich mich recht erinnere, zuletzt im *Rallye* gesehen. Auf dem freien Sessel neben mir. Dort liegt sie wahrscheinlich immer noch. Denn gestern war im *Rallye* Ruhetag, und geputzt wird beim Herrn Josef immer freitags. Aber im *Rallye* kommt gottseidank nix weg.

„Ich wollt heut beim Frühstück mit dem Lesen anfangen, Trainer“, sage ich, „aber dann ist mir der Hasenöhrl dazwischengekommen. Also, sagen wir um halb eins beim *Quell*. Okay? Und laß mir den Che schön grüßen.“

„Der Kleine hat irgendwas“, sagt der Trainer. „Durchfall und Speiberei.“

„Das is die viele Aufregung“, sage ich.

„Oder er hat was Unrechtes gefressen, wie du mit ihm gestern ohne Beißkorb im Park gewesen bist. Ich hab dir noch ausdrücklich gesagt, er darf nix ins Maul nehmen, weil er sonst ...“

„Weiß ich, Trainer. Und er hat auch nicht. Ich schwöre.“

Ich bin nah dran, das Arbeitsessen zu stornieren, weil mir weder seine rote Mappe noch sein kleiner Hund nagendes Unbehagen bereiten, wohl aber der Gedanke an den Totenvogel und Iris Fabian. Und daran ist Gitti Kaltenbecks Dusche schuld, und Walter Kaltenbecks Stiefbruder Alfons, der bei unternehmungslustigen Damen gern den strengen Oberlehrer spielen würde.

„Also gut. Bis später“, sagt der Trainer und legt auf.

Ich flüchte vom Toben der Baustelle in die Behaglichkeit der *Quell* 'schen Gaststube und warte bei einem großen Gulasch und einem kleinen Bier darauf, daß das Nagen und Bohren in meinem Hirn zu einem brauchbaren Ergebnis führt, ehe der Trainer mit seinem maroden Hundekind antanzt.

Des Rätsels Lösung ist zum Greifen nah. Das weiß ich. Spür ich. Wie damals vor drei Jahren in der Badewanne der Elfi „Donna“ Tomschik, oder vorigen Winter auf Teneriffa, im handwarmen Jakuzzi von Ilse Waschek. Heute hat es unter der Dusche von Gitti Kaltenbeck, beziehungsweise durch das überraschende Auftauchen ihres Gatten „Klick“ gemacht, nur das Polaroid, das mir den Totenvogel zeigen soll, ist noch zu milchig blaß und verschwommen, um ihn identifizieren zu können.

Also noch einmal, schön langsam und zum mitschreiben: Ehe er sich zur Schwägerin in die Tivoligasse aufgemacht hat, um Gitti das Startkapital für seine nächste Bruchlandung abzuschnorren, hat mir Walter Kaltenbeck viel erzählt, über die heimlichen Gelüste seines Stiefbruders Alfons zum Beispiel, und er hat mindestens ebensoviel verschwiegen, weil er Tatsachen ganz einfach aus der Realität streicht oder so zurechtbiegt, daß sie in sein Kartenhaus aus Lebenslügen passen.

Wenn Brunner recht hat mit dem, was er in unserer verschneiten Waldviertler Nacht über Iris Fabian gemutmaßt hat, dann geht sie mit der Wirklichkeit ganz ähnlich um wie Gitti Kaltenbecks leicht unterbelichteter Ehegespons. Dann gibt es auch in ihrem Leben Dinge, die sie ohne Scheu und Genierer offenlegt, aber dahinter lauert eine Welt aus Angst und bösen Ahnungen, über die nicht gesprochen wird, weil man sie zum Schweigen bringen muß, um daran seelisch nicht zu krepieren. Ihre berufliche Existenz macht Iris so viel

Freude und Sorgen wie jedem andern künstlerisch Werktätigen auch. Das Schlachtfeld ihrer Liebesbeziehungen hat sie aufgeräumt und präsentiert es nun dem, der's wissen will, in einer an Anekdoten reichen Führung als historische Stätte ihrer Niederlagen. Was völlig im Dunkeln bleibt, ist ihre Familie.

Ich hör mir, um sicher zu gehen, noch einmal Brunners Solo an, seine Improvisation über den Totenvogel in Doktor Trash's Kommandozentrale, und danach ist das Polaroid des Mannes, der Frauen lebend bestattet, weil er immer wieder diese eine Frau aus seiner Kindheit töten muß, nicht länger milchig blaß und verschwommen, sondern ganz scharf und deutlich. Keine Ahnung, wie er aussieht. Ich hab ihn noch nie gesehen.

Aber ich weiß jetzt seinen Namen.

Der Trainer kommt eine halbe Stunde zu spät, und ich bin ihm dafür dankbar. Zuerst ist seine Rostlaube nicht angesprungen, dann wollte der kleine Hund, dessen Unpäßlichkeit nach ein paar Stunden überstanden war, partout nicht im Wagen bleiben. Jetzt macht sich der Trainer natürlich Sorgen um sein Seelenheil.

„Vielleicht hat er eine Auto-Phobie?"

„Möglicherweise liegt es nicht am Wagen, sondern am Fahrstil seines Besitzers", gebe ich ihm zu bedenken.

„Ins Witzkisterl gefallen, was?" sagt der Trainer und winkt dem Quell-Poldl, um sich ein Naturschnitzel mit Reis und ein Krügel zu bestellen.

„Übrigens: Das mit dem Arbeitsessen wird heut nix. Weil warum? Ich hab ihn!" sage ich nicht ohne Stolz.

„Is mir eh lieber. Ich muß gleich nach dem Essen heim zum Hund. Der is das Alleinsein ja nicht gewöhnt."

„Hörst du mir eh zu, Trainer?"

„Immer."

„Fein. Und was hab ich vorhin gesagt?"

„Daß das heut nix wird."

„Und?“

„Was soll die blöde Fragerei?“

Der Quell-Poldl serviert das Krügel für den Trainer und erkundigt sich nach meinen Wünschen.

„Ein Taxi“, sage ich.

37

Der Totenvogel ist ausgeflogen.

Aber Iris ist da. Hockt im Schneidersitz auf dem Fußboden im Wohnzimmer, kreuzhohl und regungslos, das Gesicht dem Fenster zugewandt, und blickt hinaus in den grauen Nachmittagshimmel und auf den Rohbau einer Wohnhausanlage der Gemeinde Wien, der aussieht wie eine Bienenwabe nach dem pestiziden Holocaust. Sie hockt da wie Dustin Hoffman am Ende von „Little Big Man“, als er am Berg der Erkenntnis Abschied nimmt von einem Zeitalter, das unwiderbringlich vorüber ist. In Hoffman's Wildem Westen fallen bald die ersten schweren Tropfen eines Regens, der alles wegwaschen wird, auf das Gesicht des kleinen großen Mannes, in dessen zerfurchter Landschaft man nachlesen kann, daß kaum etwas, das einem im Leben an Freud und Leid geboten wird, an ihm bloß vorübergegangen ist. In Wien-Floridsdorf, im sechsten Stock eines Neubaus aus den siebziger Jahren, sind es Tränen, die jetzt über Iris Fabians Wangen laufen.

Brunner kniet sich hin und legt Iris die Hand auf die Schulter.

„Keine Angst, Frau Fabian“, sagt er. „Wir sind ja da, der Herr Doktor und ich.“

Dann zieht er ein großes weißes Taschentuch aus seiner Jackentasche und drückt es Iris in die Hand. Ich stehe immer noch in der Tür, die vom stockfinsteren Vorzimmer in den Wohnraum führt. Auf den ersten Blick weist nichts darauf hin, daß wir zu Besuch bei einem Serienmörder sind. Der Doc weiß über amerikanische Kollegen des Totenvogels zu berichten, daß sie die Schädel ihrer Opfer im Kühlschrank stapeln, Leichenteile unterm Bett verwahren oder die abgezogene Haut zu Lampenschirmen verarbeiten. Hier ist alles adrett, sauber und aufgeräumt, und es riecht nach Anisbrot und Lebkuchen.

„Eigentlich hab ich es in dem Augenblick gewußt, als Sie mich nach der Auhofstraße gefragt haben“, sagt Iris zu Brunner. „Oder ich hab es immer gewußt, aber es durfte ganz einfach nicht wahr sein.“

Iris schneuzt sich, und Brunner ist ihr beim Aufstehen behilflich.

„Da“, sagt sie und zeigt auf ein halbes Dutzend Aktenordner in einem Bücherbord und auf dem Schreibtisch. „Er hat ganz genau Buch geführt. Alles dokumentiert. Genau wie Sie gesagt haben.“

Sechs Opfer. Sechs Ordner.

Fünf sind fein säuberlich mit schwarzem Filzstift beschriftet. Begräbnisdaten:

19. Februar 1995
1090, D'Orsey-Gasse 12

27. November1995
1170, Haberlgasse 16

4. April 1996
1060, Mollardgasse 4

12. August 1996
1050, Bacherplatz 3

9. November 1996
1130, Auhofstraße 238

Es gibt also noch zwei weitere Leichen, die bis heute nicht gefunden wurden, in ihren Gräbern in der Haberlgasse und am Bacherplatz liegen und auf Exhumierung warten.

Als ich vor knapp zwei Stunden unangemeldet in der Kommandozentrale aufgetaucht bin, um den Doc und Brunner mit meiner Theorie zu überraschen, herrschte gerade Aufbruchstimmung. Brunner war schon in Straßenschuhen und Winterjacke. Er mußte dringend ins Gartenhaus auf den Schafberg. Seine Uschi erwartete ihn bereits seit einer Stunde mit bitterer Miene, einem kalten Mittagessen und den geplanten Tapeziererarbeiten.

Die beiden Experten hatten den späten Vormittag und die Mittagsstunden dazu verwendet, aus dem *Ramses*-Katalog, dem gestern im *Savoy* von Marco Fettuccini bezogenen Snuff-Video und Doktor Weigels forensischem Untersuchungsergebnis des Zahn- und Knochenpuzzles aus dem Allesbrenner eine Indizienkette zu knüpfen, mit der Brunner, über seinen alten Freund Richie (und dieser wiederum unter Umgehung unzähliger Vorschriften und verfahrenstechnischer Auflagen) den Videogangstern von *Ramses* einen Strick drehen kann, der – so Justitia will – einem Strafverfahren standhält.

Man war also an der Nebenfront aktiv. Und nach einer kurzen Rast wollte der Doc dann Iris' Mutter anrufen, um herauszufinden, was Iris Fabian gestern zu ihr nach Wien getrieben hat.

„Das solltest du besser gleich tun", sagte ich, „weil es brennt nämlich der Hut. Aber nach dem Grund brauchst du die Mutter gar nicht erst zu fragen. Den kann ich dir sagen. Viel wichtiger ist, wo sich die Iris jetzt aufhält."

„Was is'n auf einmal mit Ihnen los, Herr Doktor?" sagte Brunner und knöpfte seine Jacke wieder auf.

„Nix ernstes", sagte ich. „Aber wenn die Dinge so sind, wie ich sie sehe, dann is die Iris jetzt bei ihrem Stiefbruder. Und das kann ihr das Leben kosten."

„In der Hinterbrühl?“ sagte der Doc und zog skeptisch die rechte Augenbraue hoch.

„Wieso Hinterbrühl?“ sagte ich.

„Weil Stefan Fabian, wie wir wissen, zusammen mit seiner Mutter und dem alten Fabian, also seinem Stiefvater, in deren Villa in der Hinterbrühl lebt.“

Der Doc befragte flugs seinen Computer, und der kam zu demselben Ergebnis.

„Und woher wissen wir das?“ fragte ich weiter, wohl wissend, daß ich ganz nah dran war, mir den Groll des Doc zuzuziehen.

„Woher wir das wissen? Das war immer so. Der Stefan hatte nie andere Ambitionen, als der Sohn aus reichem Hause zu sein. Und weil er diesen Status nur dadurch erreicht hat, daß seine Mutter den alten Fabian geehelicht hat, hat er das reiche Haus vorsichtshalber nie verlassen.“

„Auf was wollen Sie eigentlich hinaus, Herr Doktor?“ meldete sich Brunner aus dem ledernen Ohrensessel.

„Ganz einfach“, sagte ich. „Ich weiß nicht viel. Weil ich vieles garned wissen will. Aber das weiß ich, seit ich heut in der Früh bei meiner Nachbarin, der Gitti Kaltenbeck, wer S' kennt, duschen war: Der Stefan Fabian is unser Totenvogel. Und die Iris weiß das auch. Sie weiß das schon viel, viel länger als ich. Aber spätestens weiß sie es seit unserem Besuch in Hermannschlag. Weil sie nämlich die Frau aus seiner Vergangenheit is, die er in seinem Wahn immer und immer wieder umbringen muß.

Wie viele Jahre is die Iris älter als ihr Stiefbruder? Zehn, zwölf? Egal. Bis zur Scheidung ihrer Eltern war sie jedenfalls das Nesthäkchen. Und dann kommt nicht nur eine neue junge Mama, die sie gefälligst zu lieben hat, mehr noch, die neue junge Mama bringt auch gleich einen Bangert mit, der den beiden Fabian-Girls, und Iris im Besonderen, die Show stiehlt, weil er erstens der Sproß von Papas neuer Flamme ist, und zweitens und drittens der erste Stammhalter im Hause

Fabian, aber womöglich in einem ganz besonderen Maße zu lieben und zu verhätscheln, da irgendwie defekt, gestört oder behindert.

Wenn wir jetzt flink sind und herausfinden, wo der Stefan Fabian außer in der Hinterbrühl noch zu logieren pflegt, werden wir die Iris noch fragen können, wie sehr sie ihren kleinen Stiefbruder damals gehaßt hat. Und wie man weiß, können Kinder zueinander und zu kleinen Tieren verdammt grausam sein.

Seit die Iris im Waldviertel von uns erfahren hat, wie der Stefan heute mit den Erlebnissen von damals so umgeht, will sie zu ihm. Vielleicht is sie schon dort. Vielleicht is sie noch bei ihrer Mutter. Für uns is in jedem Fall höchste Eisenbahn!"

Und keine zehn Minuten später konnte der Doc seinem Rechner eine zweite Wohnadresse von Stefan Fabian eingeben. Und überhaupt war sein Telefonat mit Iris' Mutter sozusagen Wasser auf meine Mühlen:

„Hatte sich in den letzten Monaten so gut erholt ... plötzlich steht sie gestern vor meiner Tür ... völlig konfus, völlig außer sich ... als wäre der Knapp, dieser Kretin, auf ein Neues in ihr Leben getreten ... und immer wieder diese Fragen über Stefan ... als wüßte ich über ihren Stiefbruder mehr als sie ... hat die letzte Nacht kaum geschlafen ... hab sie ja gehört ... immer wieder ins Bad, auf die Toilette, runter ins Wohnzimmer auf noch eine Zigarette ... und heute, gleich nach dem Kaffee, wollte sie los ... zurück ins Waldviertel ... und davor noch zum Stefan ... nein, natürlich nicht in die Hinterbrühl ... dieses Haus betritt sie nie mehr wieder, auch wenn sie der Vater auf Knien darum bitten würde ... da ist sie genau wie ich ... nein, der Stefan hat doch noch die Wohnung seiner Mutter ... die hat sie nach der Heirat mit dem Josef behalten ... für den Stefan ... und untervermietet, in den vergangenen Jahren ... aber jetzt wohnt der Stefan da, immer

wenn er länger in Wien an der Uni zu tun hat ... oder was auch immer der Knabe nächtens treibt ... in Floridsdorf ... Moment, da muß ich nachschauen ... Autokaderstraße 153, Stiege 3 ... Rauscher ... das war der Mädchenname seiner Mutter ... Christine Rauscher ... Türnummer steht da keine ... aber es ist eine Dachwohnung ... letzter Stock ...“

Iris schlägt den sechsten, noch unbeschrifteten Ordner auf.

„Ich hatte Angst, ihn hier zu treffen, und gleichzeitig hoffte ich, er wäre da und wir könnten über alles reden“, sagt sie und hält uns die handschriftlichen Aufzeichnungen ihres Stiefbruders hin. „Aber ich fürchte, ich bin zu spät und er hat es wieder getan.“

Die eng beschriebenen Blätter sind eine Art Observationsbericht der Liegenschaften Wolfganggasse 46 und 48 im 12. Bezirk. Im Souterrain des 46er-Hauses gibt es eine *Pizzeria Caruso* (Mo.-Sa. 11 Uhr 30 – 14 Uhr 30, 17.30 – 23.30 Uhr), im straßenseitigen Kellerlokal des Nachbarhauses war bis Ende letzten Jahres das Fitness-Studio *Fit & Fun* beheimatet, das jedoch mit 31. Dezember für immer seine Pforten geschlossen hat.

Stefan Fabian hat, laut seiner akribischen Eintragungen, die beiden Objekte in den letzten Wochen abends und nächtens beobachtet und schließlich als neue Wirkungsstätte für würdig befunden. Ruhige Lage, genehme Temperaturen (*„Holzofen-Pizza!“*) von nebenan und mit einem erst kürzlich geschlossenen Fitness-Studio ein ansprechendes Ambiente, fast so perfekt wie Frido Knapps Turnsaal in der Auhofstraße.

Der Observationsbericht endet mit gestern, Sonntag.

Den Montag hat der Totenvogel mit einem schwarzen Kreuz markiert.

„Herr Doktor, könnt ich Sie kurz einmal unter vier Augen ...“, sagt Brunner und wendet sich gleich darauf an Iris.

„Entschuldigen Sie, Frau Fabian, aber ich muß kurz mit dem Herrn Doktor ... Bin gleich wieder für Sie da."

Iris nickt abwesend, setzt sich auf das groß geblümte Sofa und fixiert einen Punkt an der Wand.

Im unbeleuchteten Vorzimmer senkt Brunner seine Stimme zu einem vertraulichen Flüstern: „Wir haben ein Problem, Herr Doktor. Ich hoff, Sie wissen das?"

„Inwiefern?"

„Man darf keinen Zwölfender schießen, wenn man ihn zwar vorm Lauf, aber keinen Jagdschein hat. Wir sind seit letzten Donnerstag quasi als Wilderer auf der Pirsch. Dabei haben wir inzwischen wahrscheinlich fast so viele Gesetze verletzt wie der Video-*Ramses* und der Fettuccini zusammen. Das geht von Amtsanmaßung und Unterschlagung von Beweismaterial bis zur groben Verletzung des Datenschutzes durch unsern Herrn Dresch. Aber jetzt wird's wirklich eng. Weil jetzt haben wir den Totenvogel sozusagen an den Eiern und bräuchten ihn eigentlich nur noch in seinem Fitness-Center abzuholen. Nur das Risiko, daß dabei was schiefgeht, ist einfach zu groß. Andererseits. Ich wüßt da schon eine Möglichkeit ..."

„Also ganz ehrlich gesagt, hab ich nie angenommen, daß sich ausgerechnet wir zwei mit einem zig-fachen Serienmörder anlegen. Ich mein: sie sind vom Fach, aber auch nimmer der Jüngste. Und ich als Laie, der noch dazu kein Blut sehen kann ..."

„Wissen Sie eigentlich, was Sie da reden, Herr Doktor?" sagt Brunner und sieht mich an, als hätte ich ihm soeben einen Dolch mit vergifteter Spitze in den Rücken gestoßen. „Wollen Sie den Totenvogel? Ja oder nein? Haben Sie seit voriger Woche erhöhte Temperatur, so wie ich, weil Sie das Jagdfieber gepackt hat? Sind Sie ein Spürhund, Herr Doktor, oder sind Sie keiner?"

„Ich bin Musikant", sage ich. „Und ich bin heilfroh, wenn der ganze Irrsinn endlich sein End hat, und der Totenvogel aus dem Verkehr gezogen is. Wie und von wem, das is mir, ehrlich gesagt, ziemlich egal."

„Alles klar", sagt Brunner kühl und wieder mit lauter Stimme. „Dann werd' ich jetzt also den Richie anrufen. Quasi ein vertraulicher Hinweis aus der Bevölkerung. Zufrieden, Herr Doktor?"

38

17 Uhr 39.

Stoßzeit. Als Iris, Brunner und ich nach einer guten Stunde Fahrzeit keine hundert Meter vom *Fit & Fun* aus dem geländegängigen Toyota steigen, haben sich die Gemüter der Schaulustigen längst wieder beruhigt. Und in der *Pizzeria Caruso* geben Personal und Gäste gerne Auskunft über das Spektakel, das für zirka zwanzig Minuten die gesamte Wolfganggasse in Atem gehalten hat.

Jaja, viel Polizei war da. Sogar eine Spezialeinheit mit Vollvisierhelmen und Maschinenpistolen. Aber geschossen haben sie nicht. Wahrscheinlich eine Razzia. Rauschgift oder so. Im Fitness-Center gleich nebenan, das neulich in Konkurs gegangen ist. Dann war auch gleich die Rettung da. Aber nur kurz. Die hat eine junge Frau abgeholt. Zwei Sanitäter haben sie in einem Krankensessel und in eine Wolldecke gehüllt aus dem *Fit & Fun* getragen. Aber besonders krank oder gar schwer verletzt hat die nicht ausgesehen. Blaß war sie. Das schon. Vielleicht unter Schock. Und die Polizei hat einen jungen Mann mitgenommen. Der war auch ziemlich blaß. Und er war in Handschellen. Also muß er was ausgefressen haben. Obwohl: wie ein Verbrecher hat er nicht ausgesehen. Im Gegenteil. Eher brav und bieder. Vielleicht so ein Finanzgangster, der mit seinem Computer ein paar Mille veruntreut hat. Vielleicht ist deswegen das Fitness-Center so plötzlich eingegangen. Obwohl, der Besitzer war ja selber nicht ganz astrein. Ein Ex-Strizzi, unter Garantie. Also rein optisch. Aber was weiß man. Man kann in die Menschen ja nicht hineinschauen. Jetzt ist jedenfalls immer noch die Polizei da drüben. Zivile. Stellen die ganze Bude auf den Kopf, hat einer von ihnen gesagt, weil dafür werden sie bezahlt.

„Und was dabei rauskommt, lesen wir morgen in der Zeitung", sagt Brunner zu unserer ganz besonders mitteilsamen Kellnerin. Dann bestellt er sich eine Salamipizza mit extra Pfefferoni und für uns drei eine Flasche trockenen Roten.

„Nixtun macht auch hungrig", sagt er, als die Kellnerin gegangen ist, und der leise Vorwurf entgeht auch Iris nicht.

„Ich versteh Sie gut", sagt sie. „Aber, bitte, versuchen Sie auch, meine Position zu begreifen."

Es war nicht unsere Idee, in die Wolfganggasse zu fahren und sozusagen Wand an Wand zur letzten Begräbnisstätte des Totenvogels auf eine Pizza und ein Achtel zu gehen. Iris wollte das so, sie hat sogar darauf bestanden.

„Warum willst du dir das antun?" fragte ich Iris, während Brunner mit seinem alten Freund Richie am Telefon ihres Stiefbruders dessen Verhaftung auf frischer Tat vorbereitete.

„Ich bin dafür verantwortlich, was Stefan diesen Frauen angetan hat. Mich trifft die ganze Schuld. Und ich will mich mit eigenen Augen davon überzeugen, daß die Katastrophe, die ich ausgelöst habe, auch wirklich zu Ende ist."

„Das mit deiner Schuld is ein Blödsinn", sagte ich. „Jeder Mensch is für sich selbst verantwortlich. Und ned du, sondern der Stefan hat fünf Frauen umgebracht. Aber ich weiß, das sagt sich leicht."

Die Debatte um Schuld und Sühne wollte auch während der Fahrt hierher nach Meidling nicht abreißen.

„Was haben Sie sich denn konkret vorzuwerfen, Frau Fabian?" fragte Brunner im Stau auf der Südost-Tangente.

„Das Cleopatra-Spiel", sagte Iris. „Aber das war nicht nur ein Spiel."

„Sondern?“

Gespielt wurde es im Haus der Großeltern in der Auhofstraße. Immer in den Schulferien, wenn der lästige, ungeliebte Stefan, der wegen seiner Nasenpolypen in seiner sprachlichen Entwicklung schwer zurückgeblieben war, der Fürsorge und Obhut der älteren Stiefschwester übergeben wurde.

Und „Cleopatra“ war ein grausames Spiel. Da konnte Iris bestimmen, welcher Untertan dem verstorbenen Pharao im Jenseits Gesellschaft leisten sollte. Die Wahl fiel (in Ermangelung anderer Anwärter) jedes Mal auf den kleinen Bruder. Er wurde in alte Leintücher und Plastiksäcke gepackt und im Keller neben dem einbalsamierten Leichnam seines verstorbenen Herrschers (einem auf Mumie getrimmten Kleiderständer aus Omas Fundus) zur ewigen Ruhe gebettet. Und wenn Iris milde gestimmt war, dann kam sie alsbald als britische Forscherin wieder, entdeckte das Geheimnis der Pyramiden und erlöste den kleinen Stefan nach dreitausend Jahren von seiner Pein.

Einmal war Cleopatra ganz besonders grausam. Das war kurz nach Stefans Polypenoperation, im Sommer bevor er mit der Schule anfangen sollte, dann aber wegen seines Sprachfehlers für ein Jahr zurückgestellt wurde. Wohl weil er Iris wieder einmal ganz besonders auf die Nerven gegangen ist, hat sie ihn den halben Tag in seiner Grabkammer leiden lassen und ganz einfach auf ihn vergessen. Der Opa hat ihn schließlich kurz vor dem Abendessen gefunden, wimmernd und am ganzen Körper zitternd, in nassen Leichentüchern und mit voller Hose.

Von diesem Tag an wußte Iris, wie sie dem kleinen Bruder Angst einjagen, ihn zum Schweigen bringen und ihn gefügig machen konnte, ohne daß der Rest der Familie Wind davon bekam. Ihr Terrorregime begründete sich auf einem Stehsatz, den Papa und Stiefmama lustig fanden, der für den kleinen Stefan jedoch den blanken Horror signalisierte:

„Cleopatra an Hosenscheißer: Bitte melden!"

Daß Stefan Fabian zu einem verschlossenen jungen Mann mit, sagen wir, zumindest ungewöhnlichen Neigungen herangewachsen war, erkannte Iris erst, als er sie irgendwann im Herbst 1995 anrief, weil er erfahren hatte, daß sie mit Frido Knapp im Haus der Großeltern in der Auhofstraße zusammenlebt. Stefan bat um eine Privataudienz bei Frido, seinem Idol, und als ihn Iris zu einem gemeinsamen Abendessen einlud, brachte er seine komplette Sammlung von Knappbüchern, Postern und Bildern mit, die der Meister signieren und mit einer persönlichen Widmung versehen mußte.

Der Knapp mokierte sich danach immer wieder über seinen „größten Fan", den diese Begegnung dermaßen aufgewühlt hat, daß er den ganzen Abend keinen zusammenhängenden Satz über die Lippen brachte und mit hochrotem Kopf Knapps aufgeblähten Schnurren und Anekdoten aus seinem fetischistischen Fotoalltag lauschte.

Bald danach hatte Stefan Geburtstag, und weil sich der Knapp gern auf Kosten anderer amüsiert, dachte er sich für den verklemmten Knaben eine ganz besonders tolle Überraschung aus: Iris' Stiefbruder durfte an der Seite seines Idols einer Fotosession im Kelleratelier beiwohnen. Devote Knaben in Lack, strenge Damen in Leder. Oder umgekehrt. Doch das Geburtstagskind blieb seiner eigenen Party fern. Unentschuldigt und ohne Angabe von Gründen.

„Der Stefan hat am 27. November Geburtstag", sagte Iris.

„Haberlgasse", sagte ich. „27. November 95."

„Sein zweiter Mord", sagte Brunner. „Auch eine Möglichkeit, seinen Geburtstag zu feiern."

Endlich ist das Thema Großeinsatz im einstmaligen *Fit & Fun* auch mit allen übrigen Gästen ausführlich besprochen, und die servierende Plaudertasche findet Zeit, Brunners Salamipizza mit extra Pfefferoni aufzutragen.

„Was mich interessiert, Frau Fabian", sagt der Kriminalpensionist und säbelt am angekokelten Teigrand seiner Pizza herum. „Wie sind Sie heut in der Früh eigentlich in seine Wohnung gekommen, wenn der Stefan nicht daheim war?“

„Mit meinem Schlüssel.“

Brunner stellt das Säbeln ein, schaut kurz von seiner Pizza auf und wirft mir einen Blick zu, der nur bedeuten kann, daß es nun an mir liegt, die richtige Frage zu stellen.

„Du hast einen Schlüssel zu seiner Wohnung?“ frage ich.

Iris nickt.

Brunner säbelt zufrieden weiter an seinen Pizzarändern.

Iris leert ihr Glas in einem Zug.

„Den hat er mir geschickt“, sagt sie dann. „Nach Hermannschlag. Schon vor einem halben Jahr. Mit einer kurzen Botschaft, aus der ich damals nicht schlau geworden bin. Ich weiß den genauen Wortlaut nicht mehr, aber sinngemäß stand da: Sollte man Dir, liebe Iris, eines Tages Fragen über Deinen Stiefbruder stellen, dann wirst Du hier die Antworten finden.“

39

„Ich hab garned gwußt, daß Sie schon einmal in Mexiko waren“, sagt der Herr Josef und stellt das kleine Bier und den großen *Fernet* vor mich auf die Theke.

„Ich auch nicht“, sage ich. Und will eigentlich nicht über fremde Länder reden, sondern nur in Ruhe trinken, bis sich die nötige Bettschwere einstellt.

Es war ein harter Tag heute. Und mir gehen Dinge durch den Kopf, die – wie Brunner vorhin zum Abschied sicherlich tröstend gemeint hat – schon Ausgeschlafenere als wir es sind ins Koma gebracht haben.

„Aber da steht's. Schwarz auf weiß“, redet der Herr Josef weiter und holt unter der Budel die rote Mappe des Trainers hervor. „Tschuldigen schon, daß ich angefangen hab zu lesen, aber man is ja neugierig, und Sie haben Ihr Zettelwerk am Samstag in der Nacht drüben auf dem Sessel liegenlassen."

Er schiebt das Manuskript zu mir herüber:

Kurt Ostbahn: Kopfschuß.

„Und wie lebt es sich so in Mexiko?" frage ich müde.

Der Herr Josef legt den Kopf schief und lächelt unsicher, weil er nicht so recht weiß, was er von meiner Frage halten soll.

„Davon steht da nix. Da wird in erster Linie gestorben", sagt er. „Zumindest auf den paar Seiten, die ich gelesen hab. Wär ja ned das meine, in meinem Alter. Aber als Junger, so wie Sie, Herr Kurt, würd ich sagen: sicher eine Reise wert, schon allein wegen die vielen feschen Conchitas, oder wie man sagt."

„Verstehe", sage ich und schlage, um vielleicht auf andere Gedanken zu kommen, das erste Kapitel auf:

Eine Tagesreise südlich der letzten menschlichen Ansiedlung, die die Bezeichnung Dorf verdient, geht dem Mietwagen der Sprit aus. Oder es ist was mit dem Motor. Oder es liegt einfach an der mörderischen Hitze. Jetzt schon 35 Grad, und es ist erst kurz nach zehn. Jedenfalls stirbt mir der Chevy nach ein paar häßlichen Rülpsern unter den Händen weg. Sieht garnicht gut aus, würde Doktor Trash jetzt sagen. Meilenweit nur graugelbe Wüste, bis an den Horizont kein Leben, außer ein paar rollenden Büschen und staubigen Kakteen. Und als ich aus dem Wagen steige, um dem Chevy unter die Haube zu schauen, weiß ich: Das ist kein guter Morgen. Das wird nicht Dein Tag.

Lesen Sie selbst weiter:
Das neue Kurt-Ostbahn-Abenteuer

KURT OSTBAHN
KOPFSCHUSS

KRIMINALROMAN
VON
GÜNTER BRÖDL

Dieser vierte Band der
Kurt-Ostbahn-Abenteuer-Trilogie
erscheint im Herbst 1998 im

HAYMON-VERLAG

Nach Lektüre des Manuskripts und unmittelbar vor Drucklegung übermittelte uns Dr. Trash gruß- und kommentarlos nachfolgende Liste*) mit Erklärungen vornehmlich wienerischer Sprachbesonderheiten.
Autor und Verlag fühlen sich zu Dank verpflichtet.

*) Dieser Liste liegt ein ausführliches Abkürzungsverzeichnis (AbkV) bei, das hier aus technischen Gründen nicht abgedruckt werden kann. Wir verweisen lediglich auf die Abk. „ÖW" (Österreichisches Wörterbuch, herausgegeben im Auftrag des Bundesministeriums für Unterricht und Kunst; 35., völlig neu bearbeitete und erweiterte Auflage, Wien 1979) und „D" (Der Duden, Das große Wörterbuch der deutschen Sprache in acht Bänden, 2., völlig neu bearbeitete und stark erweiterte Auflage, herausgegeben vom wissenschaftlichen Rat der Dudenredaktion, Mannheim, Leipzig, Wien, Zürich 1993) beides mittlerweile vermutlich auf CD-ROM, zumindest aber im WWW auf- und abrufbar.

Zum besseren Verständnis

ab|plan|ken: sich auf etwas nicht einlassen, abwimmeln
Ach|tel, das: ein ⅛-Liter-Glas Wein
an|las|sig (Adj): zudringlich, auf Liebesabenteuer aus
an|su|dern: jmd. anjammern, beschwatzen
ba|cherl|warm (Adj): (vermutl. vom ugs. bacherln = urinieren) lauwarm, angenehm warm
Ban|gert, das: (österr. eigentl. **Ban|kert** (ugs.)) Kind, Kleinkind; ungezogenes Kind
ein Batzen Geschäft: ein lohnendes Geschäft
Bla|de(r), (der)/die: beleibter Mensch; ÖW: **blad** (wienerisch) dick
bren|nen; du branntest; (selten) du brenntest; gebrannt; brenn[e]!: zahlen; **Bren|ner**, der: demnach: Zahler; brennend gern (ugs.): (vermutl. richtig: gern brennend; möglw. sanskr.): jmd. der sich durch das Zahlen von Zechen gesellschaftl. Vorteile erwartet
Brö|seln ha|ben: (vgl. auch: Wickeln haben) in Schwierigkeiten stecken.

> Exkurs: Nomen auf -el männl. und sächl.: keine Mehrzahlendung; weiblichen Nomen wird -n angehängt (z.B.: der Flügel, die Flügel; das Segel, die Segel etc.; aber: die Semmel, die Semmeln; Ausnahmen: der Muskel, die Muskeln und der Stachel, die Stacheln. Der Wiener erweitert das Repertoire dieser Ausnahmen um einiges (z.B.: der Wickel, die Wickeln; der Schlüssel, die Schlüsseln; der Waschel, die Wascheln; der Trottel, die Trotteln etc.)

bü|seln: (ital.: pisolare = ein Schläfchen machen) schlummern, dösen, schlafen
dep|pert (Adj): (südd., österr.) dumm, einfältig, blöd
der|risch (Adj): (südd. österr.; vermutl. richtig: derisch; tirol. auch: terisch) schwerhörig, taub
50 Flocken, die: 50.000 österr. Schillinge
Fuhr, die: (eigentlich: **Fuh|re** [ahd. fuora = Fahrt, Weg] Wa-

genladung), hier: Portion; vgl.: *eine F. Bratkartoffeln (Ostbahn, Platzangst, 36).* Oder: *Abends waren wir fix und fertig ... und kippten eine F.* (scherzh.: eine große Menge) *Sand aus jedem Schuh (Wilhelm, Unter 22)*

gar|ned, **gar|nicht**: eigentlich **gar nicht** (vgl. auch: garnix)

Gemmas wieder an!: (eigentl.: Gehen wir es wieder an) Titel eines Ostbahn-Kurti-Songs (auf der CD „½ so wüd", 1991): Legen wir wieder los!

Grant|scherm, der: (eigentl. Grantscherben bzw. Grantscherbn; vgl. dazu auch: *den Scherm* bzw. *Scherb(e)n* [= Nachttopf aus Porzellan] *aufhaben* = in der „Tinte" stecken) Griesgram

Graus|bir|nen, die: vgl. *mir steigen die G. auf* = ich habe Angst, mir schwant Unheil

graus|lich (Adj.): auch: **grau|sig**; grauenvoll, fürchterlich, entsetzlich, abscheulich, gräßlich; *Sie hieß demnach: von Konterholz. Ich schreibe es nie, weil es g. klingt (Doderer, Dämonen, 415)*

Gschis|se|ner, der: (österr./wien. Strizzi-Sprache) per Du-Anrede; im Halb- und Unterweltmilieu nicht unbedingt unfreundlich gemeinte Grußformel; vgl. auch: Servas, Gschissener! = Hallo, Scheiß-Typ!

Gschrapp, der: Kind; vgl.: Bangert

Gspu|si, das: (ital. sposi = Verlobte) Liason, Verhältnis, Techtelmechtel

Gür|tel|hur, die: Prostituierte mit Freiluftstandplatz am Wiener Gürtel: *kalt wie der Arsch einer Gürtelhur (Ostbahn, Blutrausch, 154)*

Hacken, die: (von ahd. hacchon, viell. eigtl. = mit einem hakenförmigen Gerät bearbeiten und verw. mit Haken) Arbeit; s.a.: Scheißhacken; merke: **hackeln** = arbeiten

Haftl|ma|cher, der: (südd., österr.) eigentlich **Haf|tel|macher**; jmd. der **Haf|tel** (Häkchen oder Öse zum Zusammenhalten eines Kleidungsstückes) herstellt; *aufpassen wie ein H.*: (landsch.) sehr genau, gespannt aufpassen

han|tig (Adj.): (mhd. handec = bitter, scharf) bitter, herb; auch: unfreundlich, barsch; *eine -e Kellnerin*
Häusl|ratz, der: (wörtl. Kanalratte) Schlampe, fiese Person
sich über die Häuser hauen: sich aus dem Staub (die Fliege) machen
Herr|schaftseiten: (vermutl.: Herrschaftszeiten) Verflucht
Hunds|gfrast, das: boshafter Mensch, Schuft
In|die-Ka|pelle, die: (von engl.: indipendent = unabhängig) Kombos, die in erster Linie von Produzenten und gängigen Marketing- und Vertriebswegen, nicht selten aber auch von herkömmlicher Harmonielehre und/oder dB-Beschränkungen unabhängig arbeiten
Jan|ker, der: (viell. nasaliert aus Jacke, bes. bayr., österr.) Trachtenjacke, auch: Jacke
Ka|pa|zun|der, der: Kapazität, hervorragender Fachmann, Experte
Kie|be|rer, **Kie|ber|ei**, der/die: Polizist, Polizei; Exekutive; ÖW: **Ki|be|rer**: (abwertend für) Kriminalbeamter
Klum|pert, Glumpert, das (zu Gelump, österr. mundartl.): wertloses Zeug
Ko|bel, der: (mhd. kobe(l); südd., österr.) Verschlag; kleiner Stall für Haustiere; (ugs.) kleiner, enger Raum, der u. U. klaustrophobe Traumata hervorruft
Krem|pel, der: s. **Klum|pert**
Kre|we|cherl, das: schwächliches Wesen; s.a. D: Küm|mer|ling: schwaches, zurückgebliebenes Geschöpf; Kümmerer
kropfert lachen: (vgl. auch: Kropf, kröpfen) sich einen Blähhals lachen, verglb. mit: sich schief lachen
schmeck's, Kropfeter: errate es selbst; mach dir deinen eigenen Reim darauf
La|berl, fa|schier|tes, das: eigentlich * **fa|schier|tes Laib|chen** (Frikadelle)
Lackel, der: (bes. südd., österr. ugs, abwertend) Tölpel, auch: großer, kräftiger Mensch

La|voir, das: (frz. lavoir = Waschplatz) Waschschüssel
Ler|cherl|schas, der: (wörtl.: Lerchenfurz, Furz einer Lerche) Lapalie, Nichtigkeit
Lurch, der: zusammengerollter, oft mit Spinnweben durchsetzter Staub z.B. unter Möbeln; (aber wien. auch: Abschaum)
ma|rod (Adj.): (österr. ugs.; ursprgl. Soldatensprache) leicht krank: *Schuhe, die den Absatz vorne haben, sollen -e Füße kurieren (Wiener 10, 1983, 98);* auch: heruntergekommen, ruiniert, abgewirtschaftet
Misch|ku|lanz, die: (ital. mescolanza) Mischmasch, Durcheinander
ins Narrenkastl schauen: geistesabwesend sein; Löcher in die Luft starren
Oasch, der: eigentlich: Arsch; Gesäß, Hintern (demnach auch: Idiot od. s.a.: Vollkoffer); **schön oasch** (Adj): unangenehm, übel, auch: verfahrene Situation
Pu|de|rant, der: Sexualprotz, Frauenheld, Schürzenjäger (ÖW: einer, der hinter Frauen her ist)
fett wie ein Radierer: (Ra|die|rer = (D) Künstler der Radierungen anfertigt (?)) im Vollrausch
rotz|frech (Adj): (von Rotz, der: Nasenschleim) demnach: frech wie der Nasenschleim (?); D (derb für sehr frech), [vgl. auch *Rotzpippen, Rotzbengel* und *Rotzlöffel* = derb für sehr frechen Nasenschleimjugendlichen]
Scheiß di ned an: Mach dir nichts draus; auch: Spiel dich nicht auf
die Scheißerei haben: an Durchfall leiden
Scheiß|hacken, die: s. **Hacken**
Schip|pel, der: (mhd.: schübel = Büschel, tirol. auch: Tschippel) Büschel; Menge, Haufen
Schmarrn, der: eigentlich **Schmar|ren** (eigt. wohl: breiige Masse, Fett; mit stark auseinandergehenden Bedeutungsentwicklungen verw. mit Schmer): **1.** süße Mehlspeise, bes. Kaiserschmarren. **2.** minderwertig, ohne künstlerische Qua-

lität. * **einen S.** (drückt Ärger u. Ablehnung aus: überhaupt nichts): *Aber kriegen wir wenigstens die U-Bahn? Einen S. kriegen wir! (Kronen-Zeitung, 10.10.68, 4)*
Schmat|tes, der: (poln.: szmata = Lumpen) Trinkgeld
Schnal|le, die: (mhd snalle, snal = rasche Bewegung): (derb, oft Schimpfwort) Weibsbild, Hure: *Aber ich brauch den Nachmittag. Ach so. Für eine S.? (Kuby, Sieg 404)*
Schnap|sen, das: Kartenspiel
sei|lern: jammern; vgl. ansudern
Ser|mon, der: (lat. sermo) = Wechselrede, Gespräch; Vortrag; (veraltet) Rede, Predigt; (ugs.) langatmiges, langweiliges Gerede: *der S. des Geistlichen war vorüber (Hauptmann, Schuß, 69) ;* **raun|ziger Ser|mon: raun|zig** (Adj.) (bayr., österr., ugs.) zum Raunzen neigend; **raun|zen** (ahd. runezon = murren) weinerlich klagen, dauernd unzufrieden nörgeln
Ser|vas: eigentlich **ser|vus** (aus lat. servus = (dein) Diener) (bes. südd., österr.): freundschaftlicher Gruß beim Abschied, zur Begrüßung: *Ich stürmte auf ihn zu: „Servus, Ernst, was machst du denn hier?" (Leonhard, Revolution 148)*
Spei|be|rei, die: Erbrechen
Spezl, der: (eigentlich **Spe|zi**, südd. österr. ugs.; s.a.: Kurzf. von Spezial) Freund, Kamerad; jmd., mit dem man in einem besonderen, engeren freundschaftlich-kameradschaftlichen Verhältnis steht: *er hat einen S. im Gewerbeaufsichtsamt*
Striz|zi, der: (ital.: strizzare = auspressen; möglicherweise auch tschech.: stryce = Onkel) Zuhälter, kleiner Gauner, Taugenichts
Strom|ru|der, das: elektrisch verstärkte Gitarre (vgl. auch: Stromgitarre)
Tax|ler, der: Taxifahrer
Tre|ber|ner, der: eigentlich **Tre|ber** (ahd. trebir = trübe) a) bei der Bierherstellung anfallende Rückstände von Malz. b) (seltener) **Tre|ster** (bei der Kelterung v.a. von Trauben anfallende feste Rückstände); s.a.: **Tre|ster|brannt|wein**, der:

aus Trestern (bes. von Trauben) gewonnener Branntwein; *Sie trank von dem T. und hörte dem dumpfen Saxophonchorus zu (Rolf Schneider, November 43)*
Tschul|di|gen: eigentlich **Ent|schul|di|gung**, Pardon; jmd um Entschuldigung bitten
Tu|ber|er, der: (von Tuberkolose) starker Reizhusten
Un|ter|gat|te, die: s.a. **Un|ter|ho|se**, die: Hose, die unter der Oberbekleidung unmittelbar auf dem Körper getragen wird: *er zeigt sich seiner Gattin nicht gern in seiner ältesten U. (H. Gerlach, Demission 63)*
Voll|kof|fer, der: vgl. Voll|idi|ot, der (salopp abwertend): vollkommener Trottel, Idiot
Wa|schel, der: Scheuerlappen; auch: Hühne, Kerl
Wa|serl, das: (eigentl. mundartl. Verkl. von Waise; österr. ugs.): unbeholfener, harmloser Mensch; auch: Duckmäuser
Wickel haben: in Schwierigkeiten stecken (vgl. auch: Bröseln haben)
wiff (Adj.): eigentlich **vif**, (frz. vif, vgl.: lat. vivus = lebendig) aufgeweckt, wendig, rührig; *Wo andere Interpreten sich erst anwärmen müssen, steigt er (=Eric Clapton) gleich v. und voller Elan in die Materie (NZZ 3.5.83, 5)*
Wirten, der: eigentlich **Wirt**; vgl.: *beim Wirten sein (Ostbahn, Blutrausch, 8ff)* = in einer Gaststätte verweilen
Wurscht: (eigentlich Wurst sein) egal
Zeh|ner|haus, das: Wohnhaus mit der Hausnummer 10
Zniachtl, das: schmächtige Person
Zo|res, der: (jidd. zores = Sorgen) Ärger, Gezänk; Wirrwarr: (jmdm) Z. machen; *Kein Wunder, daß Sie Z. haben mit Ihrer Frau, wenn Sie fremden Damen solche Komplimente machen (Danella, Hotel 279)*
Zwöl|fer|haus, das: Wohnhaus mit der Hausnummer 12

Trash, Dr.